腰椎间盘突出症看名医

家庭医生 医学科普系列丛书

广东省医学会、《中国家庭医生》杂志社
组织编写

主 编：黄东生 彭 焰
副主编：谢 晓

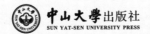
中山大学出版社

版权所有　翻印必究

图书在版编目（CIP）数据

腰椎间盘突出症看名医/黄东生，彭焰主编；谢晓副主编．—广州：中山大学出版社，2017.10

（家庭医生医学科普系列丛书）
ISBN 978-7-306-06103-4

Ⅰ.①腰…　Ⅱ.①黄…②彭…③谢…　Ⅲ.①腰椎—椎间盘突出—防治　Ⅳ.①R681.5

中国版本图书馆CIP数据核字（2017）第169286号

YAOZHUIJIANPANTUCHUZHENG KAN MINGYI

出版人：徐　劲
责任编辑：谢贞静
封面摄影：肖艳辉
封面设计：陈　媛
装帧设计：陈　媛
责任校对：邓子华
出版发行：中山大学出版社
电　　话：编辑部 020-84110283，84111996，84111997，84113349
　　　　　发行部 020-84111998，84111981，84111160
地　　址：广州市新港西路135号
邮　　编：510275　传真：020-84036565
网　　址：http://www.zsup.com.cn　E-mail: zdcbs@mail.sysu.edu.cn
印　刷　者：佛山市浩文彩色印刷有限公司
规　　格：889mm×1194mm　1/24　7.5印张　150千字
版次印次：2017年10月第1版　2017年10月第1次印刷
定　　价：28.00元

如发现本书因印装质量影响阅读，请与出版社发行部联系调换

家庭医生医学科普系列丛书编委会

主任：

姚志彬

编委（按姓氏笔画排序）：

马　骏	王省良	王深明	邓伟民	田军章	兰　平	朱　宏
朱家勇	伍　卫	庄　建	刘　坚	刘世明	苏焕群	李文源
李国营	吴书林	何建行	余艳红	邹　旭	汪建平	沈慧勇
宋儒亮	张国君	陈　德	陈规划	陈旻湖	陈荣昌	陈敏生
罗乐宣	金大地	郑衍平	赵　斌	侯金林	夏慧敏	黄　力
曹　杰	梁长虹	曾其毅	曾益新	谢灿茂	管向东	

序

姚志彬 | 广东省政协副主席
广东省医学会会长

健康是人生的最根本大事。

没有健康就没有小康，健康中国，已经成为国家战略。2015年李克强总理的政府工作报告和党的十八届五中全会都对健康中国建设进行了部署和强调。

随着近年工业化、城镇化和人口老龄化进程加快，健康成为人们最关注的问题之一，而慢性病成为人民健康的头号"公敌"，越来越多的人受其困扰。

国家卫生和计划生育委员会披露：目前中国已确诊的慢性病患者近3亿人。这就意味着，在拥有超过13亿人口的中国，几乎家家有慢性病患者。如此庞大的群体，如此难题，是医疗机构不能承受之重。

慢性病，一般起病隐匿，积累成疾，一旦罹患，病情迁延不愈。应对慢性病，除求医问药外，更需要患者从日常膳食、运动方式入手，坚持规范治疗、自我监测、身心调理。这在客观上需要患者及其家属、需要全社会更多地了解慢性病，掌握相关知识，树立科学态度，配合医生治疗，自救与他救相结合。

然而，真实的情况并不乐观。2013年中国居民健康素养调查结果显示，我国居民的健康素养总体水平远低于发达国家,尤其缺乏慢性病的防治知识。因此,加强慢性病防治知识的普及工作,刻不容缓。

与此同时,随着互联网、微信、微博等传播方式的增加,健康舆论市场沸沸扬扬、泥沙俱下,充斥着大量似是而非的医学信息,伪科普、伪养生大行其道。人们亟待科学的声音,拨乱反正,澄讹传之误,解健康之惑,祛疾患之忧。

因此,家庭医生医学科普系列丛书应时而出。

该丛书由广东省医学会与《中国家庭医生》杂志社组织编写。内容涵盖人们普遍关注的诸多慢性病病种,一病一册,图文并茂,通俗易懂,有的放矢,未病先防,已病防变,愈后防复发。

本系列丛书,每一册的主编皆为岭南名医,都是在其各自领域临床一线专研精深、经验丰富的知名教授。他们中,有中华医学会专科分会主任委员,有国家重点学科学术带头人,有中央保健专家。名医讲病,倾其多年经验,诊治心要尤为难得,读其书如同延请名医得其指点。名医一号难求,该丛书的编写,补此缺憾,以惠及更多病患。

广东省医学会汇集了一大批知名专家教授。《中国家庭医生》杂志社在医学科普领域成就斐然,月发行量连续30年过百万册,在全国健康类媒体中首屈一指,获得包括国家期刊奖、新中国60年有影响力的期刊奖、中国出版政府奖等众多国家级大奖。

名医名刊联手,致力于大众健康事业,幸甚!

2016年4月

前 言

黄东生 中山大学孙逸仙纪念医院脊柱外科教授，主任医师，博士研究生导师
广东省医学会脊柱外科学分会前任主任委员
中华医学会运动医学分会脊柱损伤学组委员
国际内固定学会AO脊柱培训中心主任

随着全球经济的不断发展，人民生活水平的不断提高，人类的可期望寿命越来越高，中国也不知不觉进入了"未富先老"的尴尬状况。老年人口所占比例的增加，使全身老（退）化性疾病成为医患共同面临的严峻挑战。"年轻赚钱，老来治病"成为多数人的无奈选择。

其中，严重影响生活质量的一种病就是腰椎间盘突出症。

腰椎间盘突出症作为一种临床疾病进行诊断、治疗与研究已有70多年的历史。腰腿痛是其主要临床表现。但应该强调的是，腰腿痛的发生及其严重程度，并不与腰椎间盘突出的程度成正比。

理论上，该病多发于腰椎负荷过多的人群，如举重或其他职业运动员。但在临床上我们也看到，有相当一部分所谓的白领阶层罹患腰椎间盘突出症。究其原因，一是现代生活网络化，许多年轻人使用电子产品的时间大大增加；二是部分年轻人又迷信"生命在于运动"，长时间、剧烈的体育锻炼加重了腰部损伤的概率，这使得腰椎间盘突出症也成了部分年轻人的"时髦病"。

在我从医从教的30多年里，接诊的腰椎间盘突出症

患者形形色色，发现有两个极端需要避免。

一是"小事化大"。本是轻度的腰椎间盘突出，偶尔腰痛，只要休息、服药、理疗就行了，却整天怀疑自己腰不行了，在网络上找各色各样的"医生"咨询，每个"医生"讲的又不一样，越问心里越没底，越没底越问，形成思维怪圈，甚至影响工作与睡眠，严重者还患上了抑郁症。

二是"大事化小"。已是较严重的腰椎间盘突出症，本来只需一个微创手术就能解决问题，但由于害怕手术会引起瘫痪，又听信游医的重力踩背、强力推拿，结果导致急性腰椎间盘脱出和马尾神经损伤而需要接受复杂的大手术。而一旦出现了马尾综合征而没有及时手术减压，时间长了可影响大小便功能和行走能力。

本书是一本医学科普书，系统介绍了腰椎间盘突出症的解剖生理、病理知识、临床表现，其保守治疗与手术治疗方法，以及生活中的康复保健方法。

需强调的是"隔行如隔山"，并非看一两本书就能成为医生。腰椎间盘突出症治疗方法众多，这说明医学在不断发展，新技术层出不穷，但也说明这一疾病目前尚无十分理想的治疗方法。所以，万一得了此病，希望大家做聪明患者：不轻信江湖游医，不偏信"祖传秘方"，不迷信"度娘"，不全信电视广告。老老实实找正规医院的医生咨询一下，再选用适合自己的治疗方法。

最后，希望此书能成为读者"茶余饭后"的所读之物，祝所有读者"腰好，什么都好"。

2017年6月于广州

CONTENTS

名医访谈　患者康复，是我最大的快乐　/1
自测题　/4

基础篇　慧眼识病

PART 1　走近腰椎间盘　/2

人的腰椎长啥样　/3
一节一节的腰椎，是怎么连起来的　/4
腰椎间盘，长得像"馅饼"　/6
它是不可或缺的"垫子"　/7
腰椎间盘的弹力从哪来　/8
腰椎间盘退变，挡也挡不住　/10

PART 2　认识腰椎间盘突出症　/11

何为腰椎间盘突出症　/11
腰椎间盘突出≠腰椎间盘突出症　/14
腰痛等于腰椎间盘突出症？　/17
病在腰，怎会腿痛　/18

PART 3　你有腰椎间盘突出症吗　/22

"腰突"症，不是老年病　/22

目录 CONTENTS

你的腰在承受多大压力 /24
一触即发,常见的诱发因素有哪些 /25
医生如何揪出腰椎间盘突出症 /26
X光、CT、核磁共振,做哪种好 /28
测一测,你有腰椎间盘突出症吗 /30

📧 经典答疑 /31

突出的椎间盘可以摸到吗? /31
为何小孩很少有腰椎间盘突出? /31
患腰椎间盘突出症能顺产吗? /32
走一会就腰痛,弓着腰才能继续走
——这是腰椎间盘突出症吗? /32

保守治疗篇　不手术就能好

PART 2　基本养护 /34

别怕,"腰突"症有可能会自愈 /34
大部分人不用手术就能好 /35
方法那么多,到底选哪种 /36
卧床休息——不可或缺的基本疗法 /38

　　　　腰围——佩戴别超过3个月 /41
　　　　药物——为消炎，也为止痛 /44

PART 2　药物治疗 /45

　　　　药物一：非甾体类消炎镇痛药 /45
　　　　药物二：对乙酰氨基酚 /47
　　　　药物三：肌肉松弛剂 /48
　　　　药物四：神经营养剂 /49
　　　　药物五：脱水剂 /49
　　　　药物六：激素类药物 /50
　　　　药物七：外用药 /51
　　　　药物八：中药 /52
　　　　硬膜外激素注射——立竿见影的"液体刀" /53

PART 3　运动疗法 /57

　　　　运动训练——简单、便宜，又有效 /57
　　　　核心肌力训练：让肌肉箍住腰椎 /59
　　　　麦肯基疗法：趴一趴，腰痛没了 /65
　　　　身心训练 /68
　　　　腰痛学校 /68

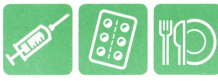

目录 CONTENTS

PART 4　牵引、手法、理疗　/ 69

　　牵引——在家都可以做的疗法　/ 69
　　推拿按摩——可手到病除，也可致瘫　/ 72
　　针灸——可有效缓解症状　/ 74
　　理疗——只是辅助治疗　/ 77

经典答疑　/ 79

　　"特效药"止痛效果好，能长期吃吗？　/ 79
　　广告里说"一秒钟治愈"，能信吗？　/ 80
　　"打封闭"会成瘾吗？　/ 80

手术篇　该出手时就出手

PART 1　谁需要手术？　/ 82

　　出现这些症状，就得手术　/ 82
　　手术类型大致分三种　/ 83

PART 2　传统手术　/ 84

　　椎间盘切除术：给神经减减压　/ 84
　　内固定融合术：给骨头"打钉"　/ 86

PART 3　微创手术　/88
　　小孔切除，恢复更快　/88

PART 4　腰椎间盘置换　/91
　　以假乱真，人工腰椎间盘来帮忙　/91
　　做好八件事，术后不复发　/94

📩 经典答疑　/95
是不是微创手术一定比传统手术好？　/95
"腰突"术后，为何麻木依旧？　/96
腰椎开刀"伤肾"，术后还能过性生活吗？　/96

生活行为篇　给腰最好的呵护

PART 1　姿势决定健康　/98
　　什么是正确的站姿　/98
　　什么是正确的坐姿　/100
　　五种坐姿最伤腰　/101

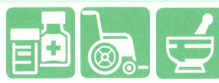

目录 CONTENTS

办公族：这样坐才不累 / 102
开车族：这样坐才安全 / 103
弯腰搬重物也得讲姿势 / 104
什么是正确的睡姿 / 105
理想的床，软硬适中 / 106
走路姿势，关系到腰 / 108
七成人跑步姿势不对 / 109
鞋跟太高，腰椎难受 / 110

PART 2　运动的宜与忌　/ 111

久坐伤腰，勤做"护腰操" / 111
早晚"弯弓"，远离腰痛 / 112
有"腰突"症可以运动吗？ / 114
患上"腰突"症，这些运动不要做 / 120
踩背按摩，好险！ / 121

PART 3　好心情好饮食　/ 122

焦虑无益反伤身 / 122
放松训练，赶走焦虑 / 123

饮食调养五重点 /124
一日三餐怎么搭配？记住膳食宝塔 /126
吃什么能补钙 /127
钙片品种那么多，你买对了吗 /130
别宅在家，多晒晒太阳 /133
多吃果蔬防便秘 /134
少吃辛辣防咳嗽 /135
戒烟戒酒，势在必行 /136
药膳食疗，增强体质 /137

PART 4 呵护特殊人群 /138

孕妇，体重别超标了 /138
带娃姿势不对，腰痛跟着来 /139
青少年竟然也"腰突"？ /140

经典答疑 /141

我常常做按摩和SPA，怎么还总是腰痛？ /141
能做仰卧起坐，说明腰好？ /141
腰椎间盘突出症患者，能仰卧蹬车吗？ /142
腰椎间盘突出后，为何一只腿粗，一只腿细？ /142

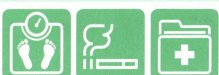

目录 CONTENTS

聪明就医篇　高效的看病流程

PART 1　高效挂号　/144

腰椎间盘突出症到底看哪个科　/144
预约挂号，你该知道这些　/145

PART 2　高效沟通　/148

如何与医生高效沟通　/148
如何向医生准确描述疼痛　/150

名医访谈

患者康复,是我最大的快乐

采访:《中国家庭医生》杂志社
受访: 黄东生(中山大学孙逸仙纪念医院脊柱外科教授,主任医师,博士研究生导师,广东省医学会脊柱外科学分会前任主任委员,中华医学会运动医学分会脊柱损伤学组委员,国际内固定学会 AO 脊柱培训中心主任)

俗话说,"患者腰痛,医师头痛",足见腰痛疾病之复杂。而在岭南,说到治腰痛,许多人会推荐黄东生。

黄东生何许人也?岭南名医,中山大学孙逸仙纪念医院脊柱外科教授,中国首个人工腰椎间盘的设计者,国内微创脊柱外科技术的引领者。

他为人低调,网络上他的信息甚少,反倒是患者的评价很醒目:"黄教授是医者楷模,仁心仁术典范","我心目中医术医德最好的医生"。

这让人好奇:这位"黄教授"何等魅力,如此备受患者信赖?

黄东生印象

初见黄教授,是在病房走廊上。查房中的他带着一队医护人员,风风火火。与人交谈时,三言两语,轻松利落。

二见黄教授,是在他的办公室。推门一看,竟有些意外。窗前拼放着两张老书桌,桌面斑驳掉漆,堆着满满当当的资料。余下的,便只有一个铁皮上下铺床和一台老式电脑。"斯是陋室",乍看与黄教授的名望实不相称。

但交谈下来,笔者才渐渐明白,这便是他的风格:质朴、实干。

一穷二白，造出"亚洲第一"

谈及腰痛治疗，黄东生教授说自己"付出心血最多"。此话意有所指。

1998 年，中山大学孙逸仙纪念医院脊柱外科成功完成了亚洲第一例人工腰椎间盘置换术，轰动医疗界。而黄东生正是这背后的功臣。

时间追溯到 1995 年，彼时黄东生正处而立之年，是在读博士研究生。一天，导师刘尚礼教授从国外归来，递给他一张人工腰椎间盘的图片和一张置换术的 X 光片，说："你做这个课题吧，国外刚刚开始开展。"

接下任务后，黄东生一头扎进课题中。但很快他便发现，"高兴得太早了"。黄东生回忆，那时网络不发达，家里和科室没装电脑，他只好跑到图书馆求人帮忙，费了九牛二虎之力才查到几篇国外文献。

依葫芦画瓢可不行，西方人与中国人脊柱生理结构有别，他深入琢磨中国人的解剖生理和生物力学要求。为将构思变为实物，他又前往湖南，请了两位国防科技大学的退休教授帮忙。多番努力下，才终于设计出第一个符合中国人解剖生理特点的人工腰椎间盘。

这个人工腰椎间盘的出现，开创了脊柱非融合术在中国的新纪元，具有划时代的意义。

从"好玩"到攻坚，非常人毅力不可得

黄教授坦言，当初选择当骨科医生，是因为好玩。"实习轮转科室时，发现骨科手术器械多，有锤子、骨刀、锯子等，有点像木匠。"加上自认身体好、动手能力强，骨科医师的志向就这么定下了。

虽说是"好玩"，但患者性命所托，怎敢有丝毫怠慢。只有精益求精，方能更好地解决患者的问题。为此，黄东生付出了许多努力。

他常对学生说："大家的 IQ 差不多，只有当别人睡觉时你还在看书学习，别人在唱卡拉 OK 时你还在做实验，别人外出游玩时你还在背英语单词，你才有可能脱颖而出。"其实，这也是他的心路历程。

黄教授感言："在 30 多年的医学生涯里，最大体会是当一名医、

教、研全面发展的教授何其艰难,无坚强的意志和百折不挠的精神不可能达到。"

而在他看来,付出也是值得的。"看到患者一个个康复出院,是我最大的快乐;看到学生一个个做出成绩,是我最大的欣慰。"

保守治疗有效,也得节制生活

黄教授对待患者很用心。虽然多数腰椎间盘突出症患者不需手术,但他仍常常提醒他们,即使保守治疗有效,生活上也得有所节制。

其中一名患者让他最有感触。

那是一个患有腰椎间盘突出症多年的男患者,一年春节,他打算自驾游湖南、湖北。黄教授劝阻,他不听。结果,大年初一出发,初二就腰腿痛发作,到了初四晚,别说开车了,连床都起不了,大小二便都困难。

朋友连夜将他送回广州。MRI检查发现,其腰4~5椎间盘脱出,压迫马尾神经。好在立即手术抢救,否则可能留下严重后遗症。

"这个病例说明,腰椎间盘突出症一经发作,就有可能反复发作。保守治疗只能缓解症状,要预防复发,还需生活上有所节制。"黄东生说。

生命在于运动,但别忘了下一句

腰椎间盘突出症属于脊柱退行性疾病,换言之,人活在世,很难避免。我们能做的,只能是"无病时防病,有病时治病"。

黄教授建议,要适当运动,但切勿过量。"生命在于运动,但别忘了下一句——运动导致损伤。剧烈而过度的运动,会对脊柱和关节系统造成损伤。对于普通人来说,运动应该是一种娱乐,为了娱乐而损伤是否有点不值得呢?"

他提醒,脊柱退变性疾病并非不治之症,积极的治疗能减轻痛苦,提高生活质量。"只要采取正确的防治方法,就可以尽可能地远离脊柱退变性疾病,享受天伦之乐。"

自测题

1. 何种姿势,会使腰椎间盘承受较大压力?（ ）

A. 躺着

B. 站着

C. 坐着

2. 腰椎间盘突出症最常发生于哪类人身上?（ ）

A. 青少年

B. 中青年

C. 中老年

3. 腰椎间盘突出症的典型症状是什么?（ ）

A. 腰痛

B. 腰酸

C. 腰痛,伴臀部到腿部放射性疼痛

4. 腰痛适合睡什么床?（ ）

A. 硬板床

B. 软硬适中

C. 偏软的床

5. "打封闭"止痛,1年不应超过多少次?( )

A. 3次

B. 4次

C. 5次

6. 以下哪种方法,无益于腰椎间盘突出症康复?( )

A. 运动疗法

B. 牵引

C. 口服"特效止痛药"

7. 经保守治疗无效,症状持续多久,需考虑手术?( )

A. 1~3个月

B. 3~6个月

C. 1年以上

8. 哪种运动,最适合腰椎间盘突出症患者?( )

A. 慢跑

B. 跳绳

C. 游泳

参考答案:
1.C 2.B 3.C 4.B
5.A 6.C 7.B 8.C

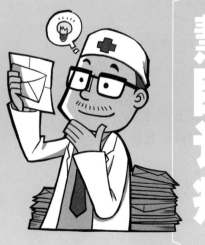

慧眼识病

基础篇

PART 1 ▶ 走近腰椎间盘

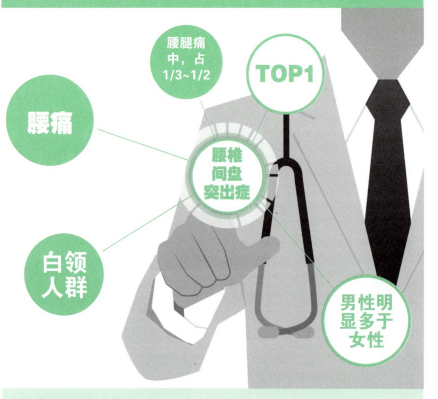

腰椎间盘突出症：
约 **80%** 的人，一生至少经历 1 次**腰痛**。
腰腿病占脊柱外科临床**三分之一至二分之一**的工作量。
腰腿痛原因中，腰椎间盘突出症占**第一位**。
患者中，**男性**明显多于女性。
在**体力劳动者**中多见，在**白领人群**中数量激增。

人的腰椎长啥样

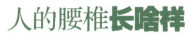

腰椎在脊柱的下方，共有5块椎骨。医生通常叫它们第一腰椎（L1）、第二腰椎（L2）、第三腰椎（L3）……

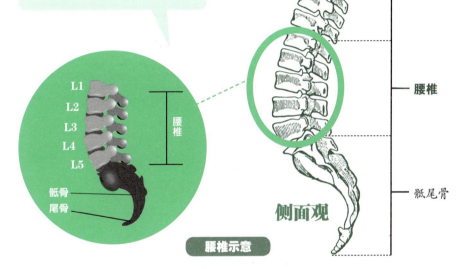

脊柱是人体的"顶梁柱"。幼年时，构成脊椎的椎骨有33块，即颈椎7块、胸椎12块、腰椎5块、骶椎5块、尾椎4块。随着年龄的增加，5块骶椎融合为1块骶骨，4块尾椎融合成1块尾骨。故成人的脊柱，由24块椎骨、1块骶骨、1块尾骨，以及其间的骨连接共同构成。

脊柱并非笔直的，它分颈椎、胸椎、腰椎和骶尾骨4个区域，在自然生理状态下，呈一条曲线，即颈椎前凸、胸椎后凸、腰椎前凸、骶尾骨后凸。这让脊柱得以像一条弹簧一样富有弹性，既能负重，又能减震。

一节一节的腰椎,是怎么连起来的

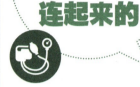

每块典型的椎骨包括两大部分:椎体和椎弓。它们上面,有突起(包括横突、上下关节突、棘突)、椎间盘、韧带、肌肉等结构,把一节一节的椎骨稳定相连起来。

腰椎示意图

腰椎纵切面 ▶

身体前方 / 身体后方

- 椎间盘
- 黄韧带
- 棘间韧带
- 棘上韧带
- 脊神经根
- 前纵韧带
- 后纵韧带
- 椎间孔

腰椎上面观 ▶

- 上关节突
- 棘突
- 横突
- 椎弓板
- 椎孔

椎弓:位于脊柱后方,主要起保护脊髓的作用。

椎体:位于脊柱前方,是椎骨上最大的部分,也是负重的部分。

走近腰椎间盘 基础篇 慧眼识病

椎体与椎弓环绕,形成椎孔。椎骨上下排列,各个椎孔便接连形成一条中空的管道,即椎管,里面容纳着娇嫩的脊髓。

脊髓会发散出一对对神经根。神经根,顾名思义,就是神经的根部,全身各处的神经,都是从这里发出的。每一节椎骨里,都会形成两条神经根,左右各一,分别从相应节段椎骨下方的椎间孔穿出,以支配身体各个组织器官与功能。

由于脊髓短而脊柱长,一般在第2腰椎以下的椎管内就没有脊髓了,而是从脊髓圆锥发出神经纤维。神经纤维几乎要垂直下行,才能抵达腰部的椎间孔,再形成神经根发出。这些飘散在椎管内的神经纤维看起来就像一条马尾巴,因此被称为"马尾神经"。

一般来说,某一神经根受到严重刺激或损伤时,可以出现相应区域疼痛或麻木,同时出现相应受支配肌肉无力或瘫痪。

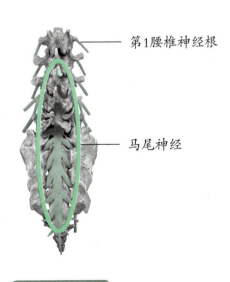

第1腰椎神经根

马尾神经

马尾神经示意

腰椎间盘，长得像"馅饼"

椎间盘是相邻椎骨中间的结构。它由三部分组成：中间部分叫"髓核"，主要由黏蛋白成分组成，呈乳白色胶冻样。髓核的周围，包绕着一圈含胶原纤维束的纤维软骨，叫"纤维环"。上下两面是两块透明软骨终板。

它们组成的腰椎间盘，就像一个圆形的馅饼，柔软的髓核是"馅儿"，坚韧的纤维环是周围的"饼皮"，而上下两面的"饼皮"，则是软骨。

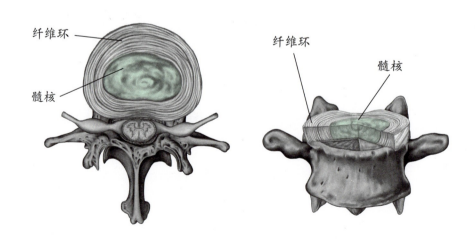

腰椎间盘示意

它是不可或缺的"垫子"

第一、二颈椎无椎间盘,故脊椎上的椎间盘总数为 32 个。它们是椎体间的主要连接和稳定结构,能协助韧带保持椎体的紧密连接,保持脊柱的稳定性。

如果椎体中间没有椎间盘,那么就是骨头对骨头,硬碰硬。椎间盘实际上起到了"垫子"的作用。

它弹力十足,能支撑体重,又能减震。当我们走路、跑步、跳跃或做其他活动时,它能缓冲来自地面的冲击力,保护头颅免受振荡。也正因为它有柔软性,我们的脊柱才得以弯曲和扭转。

与颈椎、胸椎的椎间盘相比,腰部的椎间盘最厚,弹力最强,因此,脊柱腰段更易弯曲和扭转。

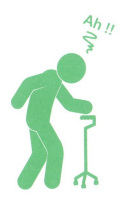

有腰椎间盘病变时

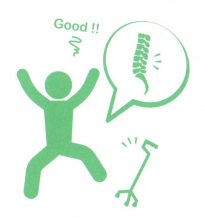

无腰椎间盘病变时

健康的椎间盘能保证人体正常活动

腰椎间盘的弹力从哪来

髓核和纤维环内都含有大量水分,特别是髓核,其含水量一般超过80%,所以椎间盘就像一个柔软而富有弹力的"水囊"。而含水量越高,弹性就越大。

椎间盘的含水量变化

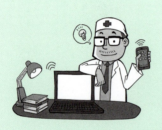

椎间盘含水量的高低,因人而异,但一般而言,它会随年龄和椎间盘受到的压力而发生变化。

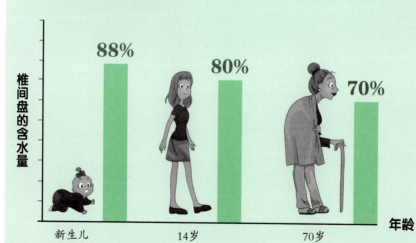

年龄

椎间盘的含水量会随着人的年龄增加而逐渐降低,体积逐渐缩小。

压力变化

椎间盘受到压力时,水会缓慢溢出,含水量下降;压力解除,则水分缓慢进入,椎间盘复原。腰椎间盘所受压力与人体的姿势有关。在正常生理状态下,坐位、立位或负重时,腰椎间盘内受力较大,椎间盘脱水而体积缩小;卧位或解除负重后,腰椎间盘又吸收水分而体积增大。

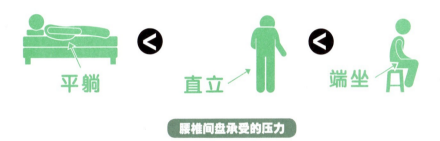

腰椎间盘承受的压力

小知识

为什么人在早上比晚上高?

由于白天人站了一天、坐了一天,椎间盘受力增大,水分外渗,故晚上测量时高度稍有下降。睡觉后,椎间盘得到了休息,压力减小,水分回吸,早上的高度就略有增加。人体脊柱的椎间盘有32个,如果早上时每个椎间盘的高度增加1毫米,那么身高就可会比晚上高出2~3厘米。

腰椎间盘退变，挡也挡不住

就像我们头发会变白，椎间盘也会随着我们的年纪增大而变老，发生退变。

核磁共振成像（MRI）证实，15岁的青少年已可发生椎间盘退行性变。无退行性变的椎间盘可承受的压强为6865千帕，但已退变的椎间盘在压强仅294千帕时即可破裂，其耐受程度还不及正常时的5%！

腰椎间盘退变往往有其固定的模式：

首先，髓核逐渐丧失吸水能力，纤维环变薄、变脆。慢慢地，髓核逐渐纤维化，失去弹性，纤维环开始出现小裂缝。

这时候，日常的压力和扭力就有可能使纤维环周边撕裂，使椎间盘衰退并开始塌陷，使脊椎骨受压。而腰部损伤或腰椎骨折等意外的出现，都会加速腰椎间盘的退变进程。

此外，椎间盘的退变也受遗传、营养、自身免疫等多因素影响。还有证据显示，吸烟会加快椎间盘的退变。

值得提醒的是，腰椎间盘退变并不等于腰痛。事实上，很多人在X线检查和磁共振检查中发现有明显椎间盘退变，但并没有伴随腰痛。

PART 2 认识腰椎间盘突出症

何为腰椎间盘突出症

名词解释

腰椎间盘突出症

当髓核移位,挤压纤维环或挤出纤维环,甚至从破裂的纤维环中脱出,继而压迫和刺激脊神经(腰骶神经根、马尾神经)而引起的腰痛伴腿痛、腿麻、腿无力等一系列症状,就叫作腰椎间盘突出症。

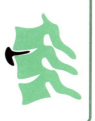

腰椎间盘突出症的四种类型

根据腰椎间盘的病理改变,可将腰椎间盘突出症分为以下四种类型:

 膨出　　突出　　脱出　　游离

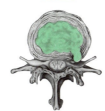
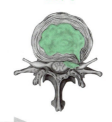

疾病发展趋势,由轻到重 →

腰椎间盘突出症的四种类型

腰椎间盘膨出型：变性的纤维环变软、变薄，而髓核因退变或损伤变碎，向周围隆起，但纤维环未破裂。

打个比方，假设正常的腰椎间盘是一个刚出笼的、饱满完好、热腾腾的包子。腰椎间盘膨出，就相当于包子皮比较松、比较薄，肉馅儿鼓鼓囊囊的，但都还好好地包在里面。

腰椎间盘突出型：髓核挤压某侧的纤维环，并使纤维环向外突出，压迫到相应的神经根。

这种情况就相当于馅儿往包子皮的薄弱处挤压，馅儿虽然仍在包子中，却已使包子向外突出了一块。

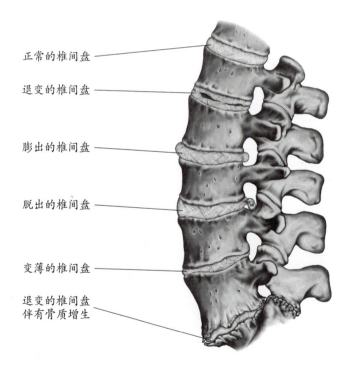

腰椎间盘退变进程

腰椎间盘脱出型：纤维环完全破裂，髓核穿过破裂的纤维环，但根部仍在纤维环内。这就相当于包子皮破了，肉馅儿流了出来。

腰椎间盘游离型：髓核穿过破裂的纤维环，脱出的髓核碎片在椎管内游离、移位。这就好比，同样是破了皮的包子，但有些馅儿跳了出来，弄脏了盘子以及旁边的包子。

1. 腰 4~5、腰 5~ 骶 1 椎间隙，最常发生腰椎间盘突出症

有 90%~96% 的腰椎间盘突出症发生于腰 4~5、腰 5~ 骶 1 椎间隙。这是因为此处位于腰椎的最下端，负重最大、活动最多，且处于腰部生理弯曲处，是躯干活动剪切应力的中心，其椎间盘退行性病变往往最严重，症状典型，易被发现。

2. 以后方突出最多

由于纤维环后方较前方薄，受暴力或退变后易破裂，所以髓核较容易从后方突出。且以左后方突出最为常见，这可能与多数人喜欢右侧用力，右侧腰背肌较有力有关。

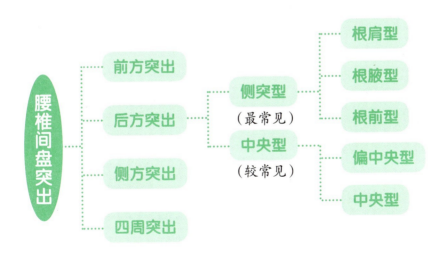

按突出的方向分型

腰椎间盘突出 ≠ 腰椎间盘突出症

一些人明明无腰腿痛，却在体检中被查出"腰椎间盘突出"，为此感到十分担心。

其实，腰椎间盘突出跟腰椎间盘突出症，是两码事。

腰椎间盘突出症的典型症状

- 臀部到腿部放射性痛
- 腰痛
- 腿麻

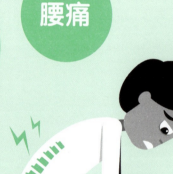

腰痛伴有一侧或双侧（多数时候为一侧）下肢放射痛。活动时、咳嗽时，放射性疼痛、麻木症状加重。

有症状才是腰椎间盘突出症

腰椎间盘突出其实很常见。大部分成年人去做腰椎检查,都会发现椎间盘有不同程度的退变,表现为膨出、突出,但只要没有腰腿痛,就不是病,不用处理。

只有当腰椎间盘突出,同时腰痛伴放射性腿痛等临床症状,才能叫作腰椎间盘突出症。加了一个"症"字,那才是病。

症状发生有一定规律

大多数腰椎间盘突出症,都非突然出现,而是由脊柱的退行性病变逐渐发展而来,它的症状发生有一定规律。

1. 突出前期

● **腰背钝痛或不适**

在最初几年中反复出现,逐次加重。

主要在下腰部中央或腰骶部,位置较深,定位不准确。

在重体力劳动、高强度运动或长时间维持一个姿势后加重,休息后缓解。

原因: 主要由纤维环轻微撕裂引起,纤维环大范围撕裂时疼痛可蔓延至臀部与下肢。

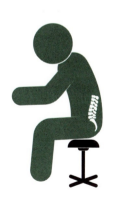

2. 突出期

● 腰部疼痛

原因：髓核从纤维环中突出，与血液相遇，导致髓核内的化学物质产生炎症反应而出现疼痛。疼痛可蔓延至一侧或两侧髋部与臀部。

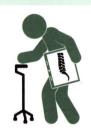

● 一侧或双侧臀部向下放射至整条腿锐痛

原因：髓核穿透纤维环释放张力，压迫坐骨神经引起。

● 腿麻、有针刺感

原因：突出的椎间盘刺激本体感觉和触觉纤维时，患者的反射迟钝，神经支配的肌肉肌力减弱，神经感觉支配区感觉功能受损。

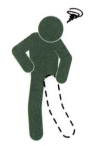

● 脊柱侧弯

原因：侧弯是减少神经根压迫，使神经根松弛，减轻疼痛的保护性反应。

● 腰部活动受限

原因：脊柱屈曲时，椎间盘前部挤压较多，后侧间隙加宽，髓核向后移位，使成熟型突出物的张力加大，疼痛加剧。脊柱伸展、侧弯及旋转等，亦受到不同程度的受限，尤以后伸受限最大。

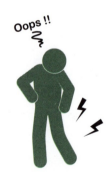

● 大小便困难、大小便失控

原因：腰椎间盘突出压迫椎管内的马尾神经，对支配肠道和膀胱的神经施加压力。

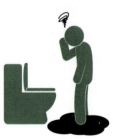

腰痛等于腰椎间盘突出症？

说到腰痛，很多人首先想到的就是腰椎间盘突出症。其实，引起腰痛的原因非常多，绝大多数腰痛，并非是腰椎间盘突出造成的。放射性腿痛才是腰椎间盘突出症的最大特点，它既可与腰痛同时发生，也可在腰痛发生后6~8周出现。

基础篇 慧眼识病

认识腰椎间盘突出症

放射性疼痛分布范围

放射性腿痛才是标志性症状

- 腰骶部
- 臀部及大腿后方、外侧
- 小腿外侧
- 足背或脚趾

腰4~5、腰5~骶1 椎间盘突出
（常见）

- 腰部
- 臀部后方
- 大腿前方
- 小腿前内侧

腰3~4椎间盘突出
（股神经受累，少见）

病在腰，怎会腿痛

腰椎间盘突出后，可压迫到的神经有股神经、闭孔神经、坐骨神经，均可引起腿部的疼痛或麻木。

由于腰椎间盘突出以腰4~5、腰5~骶1最常见，易压迫到坐骨神经，所以引起的典型的下肢窜痛，又称坐骨神经痛。这种痛，用患者的话说，就像"炸裂"一样的痛，或者"仿佛是一条筋往下拉"。

不过，腰椎间盘突出症并非坐骨神经痛的唯一原因，也不能说有坐骨神经痛，就有腰椎间盘突出症。

它的痛，有这些特点

(1) 一切使腹压增高的动作，如咳嗽、喷嚏、排便等，都会加重疼痛。

(2) 活动时加剧，休息后减轻。

(3) 卧床体位：多数患者采用侧卧位，并屈曲患肢；个别严重病例在各种体位均痛，只能屈髋屈膝在床上以缓解症状。

(4) 坐骨神经痛出现后，腰痛常能立刻减轻。

(5) 合并腰椎管狭窄者，常有间歇性跛行。

提醒：万一不幸哪天自己或家人、朋友突发腰痛，但没腿痛，可千万别傻乎乎地用自己的血汗钱买一堆所谓的治腰椎间盘突出的药物，更别盲目做什么腰椎间盘突出症的治疗。

腰腿痛减轻，出现腿麻，先别窃喜

有些患者，一开始腰腿痛到直打滚，一段时间后，发现腰腿不痛，腿发麻，以为病情好转了？事实上，这反倒因为病情加重了。

腿痛是因为腰椎突出物压迫到神经，正因为它一直压、越压越重，快把神经"压死了"，才会使下肢"麻木不仁"，以至痛觉减退，出现麻木、肌力下降等表现。有些患者最后甚至连腿都抬不起来。

所以，一旦出现这种情况，千万要重视。

为什么腿会发凉

由于椎间盘突出时压迫了椎旁的交感神经纤维，引起下肢血管壁收缩，使下肢血流量减少，所以人会感觉下肢发凉。

在青壮年患者身上，麻木和发凉通常是在疾病后期才出现，而年龄较大的患者，在发病初期就以麻木和发凉为主。

什么是马尾神经综合征

当腰 4~5 或腰 5~骶 1 椎间盘突出较大，且为后突中央型时，严重者可压迫马尾神经，出现马尾神经综合征：早期出现会阴区麻木，继而导致排尿、排便失控，患者往往伴有不同程度的下肢瘫痪。

这种紧急情况应及早手术，若压力持续不缓解，最终可导致肠道和膀胱的永久性瘫痪。

什么是间歇性跛行

简而言之,就是走不了远路,走数十米至数百米后,就出现腰背痛或腿痛、麻木,需停下来休息等症状消失才能再行走。

这是由于腰椎间盘突出压迫神经根,并占据一定的椎管空间导致合并腰椎管狭窄,从而造成神经根充血、水肿、炎症反应和缺血。当行走时,椎管内受阻的椎静脉逐渐充血,加重了神经根的充血程度,影响血循环和氧含量,从而加重疼痛和乏力。

不同病因的腰痛,症状有别

除腰椎间盘突出症外,下腰痛的原因,还包括下腰部急性扭伤、腰肌劳损、腰椎韧带损伤、腰椎骨折、脱位、腰椎先天性发育异常、炎症、肿瘤等。它们的症状有所区别。

●退行性腰椎病变造成的腰痛

这种疼痛往往是机械性疼痛,当椎间盘、韧带、关节突关节等脊柱结构退变后,活动时就会刺激到它们并引起疼痛。

●急性腰扭伤或腰肌劳损

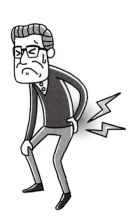

当用力弯腰,挑重担或举重物后,突然发生的腰痛,且腰椎两旁的肌肉发生痉挛而有触痛。

●急性肾结石

一侧腰腹部突然发生"刀割"样疼痛,疼痛可沿输尿管行走方向放射到下腹部、会阴及大腿内侧,每次持续几分钟到数小时不等。发作时,患者屈腰拱背、坐卧不宁、脸色苍白、大汗淋漓。疼痛过后,常出现不同程度的血尿。

●**腰椎管狭窄**

腰椎管狭窄的典型症状是间歇性跛行。走路时间一长，下肢就会出现疼痛、麻木或无力，这时如果蹲下、坐会儿，症状就会减轻。弯着腰走路可以走更长时间，于是经常弯腰走路。

●**腰骶部肿瘤**

腰骶部肿瘤亦可引起坐骨神经痛，常被误诊为腰椎间盘突出症，但它们的表现其实是有区别的。

这种区别体现于，腰骶部肿瘤引起的疼痛无间断性，为进行性加重，早期以夜间疼痛为主，晚期则昼夜疼痛无缓解，且多伴有大小便功能障碍，不因体位变化而变化。

而腰椎间盘突出症所引起的疼痛，可随炎症的消退、突出物程度的减轻而缓解，休息时缓解，可随体位变化而缓解，且不会有典型的夜间痛。

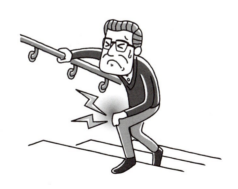

PART 3 你有腰椎间盘突出症吗

"腰突"症，不是老年病

不少人认为，腰椎间盘突出症(简称"腰突"症)是个老年病，以至于年轻人查出此病，都大呼意外。其实，60岁之后的人，发病率反而降低。这是因为，60岁后椎间盘的髓核严重变性，可完全纤维化或钙化、萎缩，椎间隙相对狭窄，脊柱活动度也比青壮年要小，因而，即使纤维环破裂，髓核也不易向外突出。

相反，腰椎间盘突出症在中青年中更常见。

"腰突"症，容易盯上哪些人

●青壮年

20~40岁患者占所有患病人群的80%。

原因：一是因为这个年龄段的人从事体力劳动的机会多，腰椎受伤的机会多。二是超过这个年龄段的人髓核脱水变小，从而产生症状的机会也变小。

●男人

男女患者比例：(4~12)∶1。

原因：男性从事重体力劳动多，特别是参与强度大、腰部活动范围大的体力劳动较多，因此腰椎易劳损、退变。

● **胖子、瘦子**

原因：肥胖会加重腰椎负担，同时，绝大多数肥胖者运动少，腰背部肌肉力量不发达，难以支撑庞大体重，因此腰部易损伤；过瘦的人，腰背部肌肉少、力量弱，同样对腰椎缺少保护力。

● **体力劳动者**

如建筑工人、搬运工人、煤矿工人等。

原因：工作中常需弯腰搬取重物，导致腰部负荷往往过重，易出现椎间盘纤维环破裂。

● **久坐族**

如办公室职员、会计、司机。

原因：坐位时，腰椎受力较站立时大，特别司机，长期处于颠簸状态，更易诱发椎间盘突出。

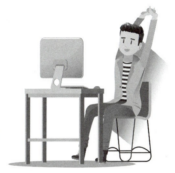

● **孕妇**

原因：妊娠期受内分泌改变影响，孕妇腰椎、骨盆的韧带松弛，对腰椎缺乏保护力；腹内胎儿不断增大，也会造成准妈妈腰椎过度前屈，从而增加腰部负担。

● **产后、绝经期女性**

原因：由于内分泌变化，容易出现骨质疏松及小关节、韧带的退化等，从而导致发病率增高。

● **先天性腰椎发育不良、畸形**

原因：腰椎的骨密度、牢固度、结构的合理性，软组织的柔韧性等具有遗传性。如果腰椎局部结构较脆弱，则更易发生腰椎间盘突出症。

你的腰在承受多大压力

有进行椎间盘测压的研究发现，站立时，脊柱负荷以100%计算，端正坐位时，脊柱承受的负荷增加至150%，站立时弯腰为210%，坐位时前倾为180%，坐位时弯腰前倾为270%，坐位时后仰为75%，仰卧为25%。

不同姿势对椎间盘产生的压力

骨科实验测试结果

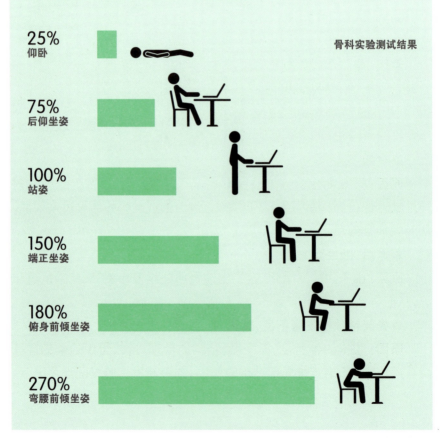

- 25% 仰卧
- 75% 后仰坐姿
- 100% 站姿
- 150% 端正坐姿
- 180% 俯身前倾坐姿
- 270% 弯腰前倾坐姿

一触即发，常见的**诱发因素有哪些**

腰椎间盘突出症的诱发因素包括：

(1) **腹压增高**：如剧烈咳嗽、打喷嚏、呕吐、便秘时用力排便等。

(2) **姿势不当**：如腰部处于屈曲位时，突然旋转或剧烈扭动时。

(3) **突然负重**：在无充分准备的情况下，突然举起重物或做其他使腰部负荷突增的动作时。

(4) **腰部外伤**：急性外伤可波及纤维环、软骨板等结构，促使已蜕变的髓核突出。

(5) **职业因素**：经常从事弯腰劳动，易导致腰椎间盘受损。

(6) **风、寒、湿环境**。

小知识

"过堂风"，很伤腰

风、寒、湿环境会使我们腰部局部小血管收缩、血流减慢、韧带紧张，使腰椎间隙内压力持续增高，从而有可能使退变的腰椎间盘破裂。所以，腰椎有问题时，腰部一定要做好保暖，别为追求时髦而穿低腰裤和露脐装。

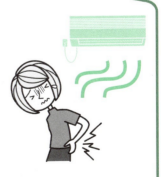

医生如何揪出腰椎间盘突出症

体格检查

去脊柱外科就诊时,医生通常在询问症状、病史后,会给你先做体格检查。对于大多数的腰椎间盘突出症患者,医生根据临床症状或体征即可做出正确诊断。体格检查主要包括以下几项。

● **立位检查**

腰椎间盘突出症表现为腰椎畸形,生理前凸变小、消失,甚至变为后凸,不同程度侧凸;腰部有压痛点,并且可引发下肢放射痛或麻木感;向前弯腰、后仰、两侧弯腰时,有腰椎活动受限。

● **仰卧位检查**

腰椎间盘突出症表现为直腿抬高试验结果阳性;检查患侧下肢,下肢受累神经根支配区皮肤感觉减退、肌力减退、腱反射减退或消失。

● **俯卧位检查**

腰椎间盘突出症表现为腰部有压痛点;股神经牵拉试验为阳性者,多见于股神经受压病变,如第3~4腰椎间盘突出症。

> **股神经牵拉试验怎么做?**
>
> 患者俯卧位,患侧膝关节伸直呈180度,检查者将患肢小腿上提,使髋关节处于过伸位,出现大腿前方疼痛者为阳性。

小知识

直腿抬高低于65度警惕"腰突"症

直腿抬高试验是检查坐骨神经病变的主要方法,因此常用于腰突症的诊断。

患者仰卧平躺于床上,伸直双腿,医生一手托住一侧脚踝的后方,另一只手压住这条腿的膝盖前方,使膝盖挺直不弯曲。然后,将患者的下肢直着缓缓抬高,直到患者喊疼或感到明显阻力时停止。这时,腿抬离床面的角度,即为直腿抬高度(如图)。

一般正常人直腿可抬高到90度左右,且不会疼痛。若抬高不到90度就产生下肢放射痛,即为阳性。而一般情况下,腰椎间盘突出症患者在抬高到15~65度即已疼痛。角度越小,说明神经根受压越重。

由于当抬高到60~90度之间出现的疼痛,也有可能因臀部、大腿肌肉牵拉引起,可能出现"假阳性",所以医生通常还会给你做个加强试验。即把腿缓慢放低一点点,使疼痛消失,再快速将踝关节背伸(如图),若又出现放射痛即为加强试验阳性。

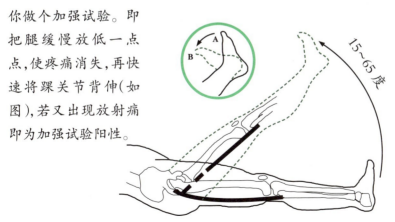

X光、CT、核磁共振，做哪种好

影像学检查可以帮助医生充分了解腰椎间盘突出症的具体病情。骨科常用的影像学检查有X光、CT、核磁共振，等等，怀疑腰椎间盘突出症，要做哪种检查呢？

三大检查，各有优势

类型	优势	适用情况
X光	擅长看骨与软组织的鲜明对比，有纵观全局作用 能看到腰椎的生理弧度、各椎间孔的形态和大小、椎间隙是否变窄、各椎骨的形态等	首诊推荐
CT	擅长看骨性组织 能看清细小的骨质变化，分辨腰椎椎体、椎弓根、关节突关节峡部等骨性组织的病变	不建议做常规检查
MRI	擅长看软组织 能清晰观察神经、骨骼及周围软组织的变化	适合老年患者及复诊患者

青壮年初次短期腰痛，拍个 X 光片就可以

如果患者是青壮年，有典型腰痛和一侧下肢放射性疼痛，在初次短期疼痛的 1~3 个月内，只需做一个普通的腰椎 X 光片。

X 光片检查价格相对便宜，一般有经验的医生都能通过 X 光片明确诊断，可排除脊柱骨折、感染或肿瘤的可能。

CT 已非必检项目

椎间盘是一种软组织，CT 并不能清楚地显示软组织的病变程度。且 CT 检查有较大的辐射，费用较高，故不建议作为腰痛患者的常规检查。

年轻初发者，不一定做 MRI

核磁共振无辐射，且能清晰显示软组织，特别对椎间盘含水量、神经压迫炎性水肿等显示清晰，对诊断腰椎间盘突出最为敏感，最为可靠。

年轻的初发患者，大多不存在明显的腰椎狭窄等情况，不一定要做该检查。但如果保守治疗 3 个月后，腰腿痛的症状不能缓解，那就有必要进行腰部的核磁共振检查，以便进一步治疗。

总而言之，X 光片、CT 以及 MRI 相互补充，互有优点，无法互相替代。具体做什么检查，必须结合自身病情，由医师判断选择。

测一测，你有腰椎间盘突出症吗

❶ 急性扭伤后跛行。如走路时一手扶腰或患侧，下肢怕负重，而呈跳跃步态，或是喜欢身体前倾，而臀部凸向一侧的姿态。

❷ 轻咳一声或数声，腰痛加重。

❸ 仰卧位休息后，疼痛仍不能缓解；尝试左侧卧位、弯腰屈髋、屈膝时疼痛症状不能缓解。

❹ 仰卧位，自行或旁人用手轻轻触后腰部、腰椎正中及两侧，检查有明显的椎体压缩。

❺ 从仰卧位坐起，下肢因疼痛而使膝关节屈曲。

❻ 仰卧位，患侧膝关节伸直，并将患肢抬高，观察是否因疼痛而使抬高受限。

自我检查时，发现症状符合上述六项中的任一项，一般都可视为有腰椎间盘突出症的可能，需提高警惕。

经典答疑

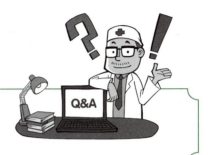

◆问：突出的椎间盘可以摸到吗？

答：有些患者去一些小医院或门诊治疗，那里的"医生"用手一摸，就说摸到了突出的椎间盘。实际上，椎间盘位于上下两个腰椎的椎体之间，由于外面还有极厚大的骶棘肌，因此椎间盘是不能在体表被摸到的，能摸到的则是侧弯的脊椎以及偏歪的棘突。当然，这可以作为诊断椎间盘突出的一个条件，但并非全部。

◆问：为何小孩很少有腰椎间盘突出？

答：青少年儿童时期，椎间盘含水量高，相当于处在最好的状态，即便奔跑跳跃，运动量大，也不易发生突出。这就好比，一件新衣裳，如果不遇到强劲的外力，一般是不会破的。而一件旧衣裳，往往左边刚补好，右边一动就又破了。

◆ 问：患腰椎间盘突出症能顺产吗？

答：顺产过程中，孕妇要用力憋气，理论上有可能会加重神经根组织的损伤。但是，整个生产过程，尤其是用力憋气、腹腔压力很高的时间，总共加起来不过几个小时，且胎儿娩出后，腹腔压力会迅速下降，硬膜和神经根组织的淤血情况也会随之明显改善。因此，总的来说，顺产对腰椎间盘突出症的影响不大。如果不存在产道、胎儿异常等情况，建议不要因为腰椎间盘突出症而放弃顺产。

◆ 问：走一会就腰痛，弓着腰才能继续走——这是腰椎间盘突出症吗？

答：这很可能是患了腰椎管狭窄。腰椎管狭窄多发生在第3节至第5节腰椎，多见于中老年人，其主要症状是站立时间或者行走距离逐渐缩短，出现症状后，腰部弯曲就能缓解症状。当然，腰椎间盘突出症也有可能合并有腰椎管狭窄。

不手术就能好

保守治疗篇

PART 1 ▶ 基本养护

别怕，腰突症有可能会自愈

事实上，腰椎间盘突出症发生率较高，但真正需要住院治疗者甚少。如患者条件允许，医生们都会偏向选择非手术治疗，而不会选择手术治疗。

这是因为，腰椎间盘突出症在一定程度上有自限性的特点，也就是有自行康复的可能。而且保守治疗可避免手术带来的风险。

对于初次发病的患者，其中多数早期仅需卧床休息，加服药物，即可缓解或治愈。这个过程不需太长，耗时大约一个月。

非手术治疗，也称保守治疗，方法有许多，包括卧床休息、口服药物、牵引、推拿按摩、针灸、理疗等，但需在医生指导下进行。

而对于非手术治疗无效，症状持续时间超过3个月，反复发作加重者，可采用手术治疗。少数因神经根受压出现下肢肌肉麻痹、大小便功能障碍者，应尽早手术。

另外，少数患者急性发作，剧痛难忍，严重影响睡眠及生活，也可考虑尽早手术。

非手术治疗，并非要将退变突出的椎间盘组织恢复原位，而是改变椎间盘组织与受压神经根的相对位置，或使突出的髓核部分回纳，减轻对神经根的压迫，消除炎症，从而缓解症状。

需提醒的是，即使保守治疗有效，腰腿病也有可能反复发作，需要在生活方面有所节制，预防复发。

大部分人不用手术就能好

许多人对腰椎间盘突出症非常恐惧,以为患上这个病,就必须开刀了。其实,这是一种误解。

多数人1个月内能康复

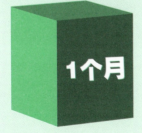

10%~20% 只有10%~20%腰椎间盘突出症患者需要手术。

3个月 症状持续时间超过3个月者,采用手术更好。

1个月 多数人仅需卧床休息,加服药物,1个月内即可缓解或治愈。

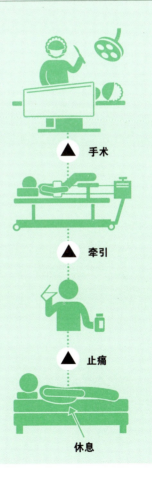

▲ 手术

▲ 牵引

▲ 止痛

休息

基本养护 — 保守治疗篇 — 不手术就能好

方法那么多，**到底选哪种**

推拿、按摩、针灸、吃止痛药、牵引、戴腰围、切除椎间盘、换人工椎间盘、打封闭、吃中药、贴膏药……

腰椎间盘突出症的治疗方法

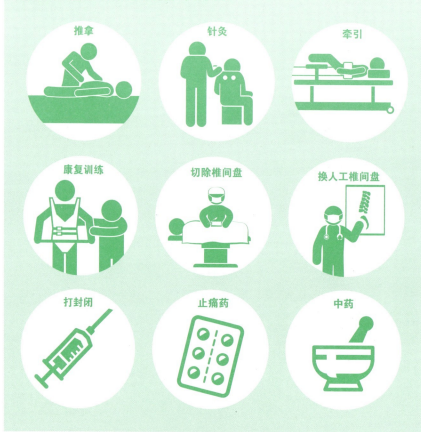

哪些人适合非手术治疗

(1) 初次发病,病程较短者。
(2) 症状较轻,休息后症状可自行缓解者。
(3) 影像学检查无明显椎管狭窄及腰椎不稳定者。
(4) 由于全身性疾病或局部皮肤疾病不允许手术治疗者。

非手术治疗的方法有哪些

(1) 卧床休息;
(2) 腰围固定;
(3) 口服药物;
(4) 腰椎牵引;
(5) 针灸;
(6) 按摩;
(7) 理疗;
(8) 封闭治疗;
(9) 运动疗法。

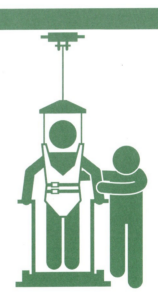

卧床休息
——不可或缺的基本疗法

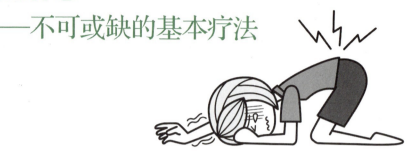

 适用对象： 疼痛剧烈者

腰椎间盘突出症患者，疼痛剧烈时都应立即卧床休息。

卧床休息，能避免体重对腰椎间盘形成的压力，使突出的髓核慢慢脱水、缩小，使神经根的水肿慢慢消退，从而使腰痛症状得到缓解。这是十分简单有效的方法，也是其他各项治疗的基础。

方法

如何卧床

早期初次发作的患者，如果疼痛和功能障碍没有严重到寸步难行的程度，大可不必整天躺床上，应尽量下地大小便，适当下床活动，可以自身疼痛程度作为活动的衡量标准。

症状较重的患者

强调绝对卧床休息。所谓"绝对卧床",是指要求患者生活起居,一切活动都在床上躺着进行,包括用餐和大小便。如果非要去洗手间,一定要戴腰围,最好由他人搀扶,以减轻腰椎间盘的负荷。

卧床多久

以往认为卧床休息 2 周左右,症状可逐渐缓解;3 周可佩戴腰围下床活动;鼓励尽早回归适度的正常活动;3 个月内不做弯腰持物动作。但许多新的研究证明,卧床 2 天比长期卧床能获得更好的效果。

疑问

选择什么样的床

硬度:中等硬度

使用软硬适中的床时,身体与床垫的接触面积适中,床对身体的支撑力分布均匀,特别是对腰部有较足够的支撑,既能起到充分的承托作用,又能保持较好的背部生理弯曲,使背部肌肉充分放松,获得充分的舒适感。

床过硬时,会使腰部缺乏支撑力,甚至容易出现腰部悬空的现象,不但起不到保护脊柱的作用,反倒会使肌肉过于紧张。

床过软时,则使身体与床垫的接触面过大,由于腰缺乏足够的承托会轻微下坠,使脊柱不能保持自然的生理弯曲,腰背部肌肉同样得不到放松,睡后反而腰部酸累。

高度:略高

最好能使患者刚坐起时,大腿平面与上身呈钝角,利于患者下床。

采用什么睡姿

仰卧位

这是较舒适的卧床姿势。头下的枕头将肩头抬高,膝关节下放置一个枕头,使腰部肌肉得到放松,再在腰部垫几层毛巾被,以保持或矫正腰椎的生理曲度。

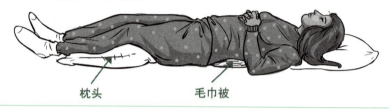

枕头　　毛巾被

卧床期间吃什么

卧床休息期间应多吃水果、蔬菜,少吃高脂肪、高蛋白等热量高的食物,保持大便通畅。

适当运动

卧床休息期间,可量力做适当运动,如在床上卧位挺胸、蹬后腿等,但记住,动作要轻柔、缓慢。

下床活动时,在能耐受的情况下每日行走一段时间,以使肌肉韧带有一个收缩、舒张的过程,促进血液循环。

腰围
——佩戴别超过3个月

适用对象： 在发病初期活动的患者

当腰痛症状渐有好转，患者下地活动时，建议戴个腰围。

腰围的作用主要是制动，即限制腰椎的前屈、后伸及旋转活动，使损伤的腰椎间盘可以得到休息，从而缓解疼痛。

其次，佩戴腰围能在一定程度上加强腹肌、腰背肌的力量，加强腰椎的稳定性，保护腰部免遭再次损伤，可一定程度上避免腰椎间盘突出症复发。

佩戴腰围，最长不应该超过3个月。有医生建议最多使用2~4天。

戴腰围时间太长是有害的。一是会造成肌肉运动功能改变、废用性萎缩，摘下腰围后，人就觉得腰酸，没有力气；二是会造成心理上的依赖，不戴腰围活动时疼痛加重，或面临忽然被迫弯腰或不小心摔倒的情况，反应不过来，反而更容易损伤。

所以，症状较重时，应坚持经常佩戴腰围，一旦症状消散好转，就要逐渐减量，逐渐加强腰背肌锻炼。

方法

腰围应该如何围

什么时候戴

一般建议,躺着的时候不戴,而久坐或活动时戴。

坐车时戴,以减少颠簸刺激,减少脊柱压力;做家务时戴,以减少腰部扭转。

在工作比较劳累或气温较低的情况下,也可戴腰围,以免病情复发。

怎么佩戴

佩戴时,腰围上缘达肋骨下缘,腰围要覆盖整个腰骶部,下缘与臀裂相平,最后将弹力带向前方束紧粘牢。

不宜戴得太紧或太松

太松没有保护作用,太紧则影响腰部软支撑的协调性。一般认为,比系裤带略紧一点为好。

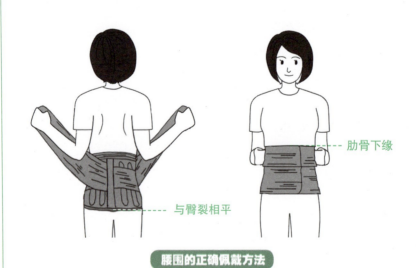

腰围的正确佩戴方法

你会选腰围吗

● **前凸型还是平坦型**

目前,市面上能买到的腰围一般有两种:一种是腰围后侧有前凸的,一种是平坦的。选取哪一种,关键是要看自己的腰椎形态。

大部分人的腰椎形态都是前凸的,因此适合戴有前凸的腰围;也有部分人的腰椎形态比较直,这种人可以选择背部没有前凸的腰围。

● **材料选择**

市面上的腰围五花八门,有普通腰围、药物腰围、红外线腰围、磁疗腰围等。

其实,选择最简单、便宜的普通腰围就足够。这种腰围最常用,背部有 3 块钢板,有佩戴简单、保护效果较好、比较舒适等优点。

腰围的材料五花八门,有帆布的、高弹性纤维的、皮革的,有些还附有固定带、松紧带等。皮革普遍弹性较差,而人造皮革较不透气,松紧带的则容易失去弹性。

● **宽度选择**

不要使用过窄、过短的腰围。一般来说,腰围正中的宽度要有 20 厘米左右,两头的宽度则有 10~15 厘米,这样的腰围才能上接肋骨、下达骨盆,起到承上启下的作用。

● **松紧度判断**

自测: 合适的腰围,人戴了之后能平静呼吸,而不是喘不过气来。

他测: 能从腰两侧伸进一指。一指宽度,是指在腰侧而不是腹部,因为腹部有脂肪,是软的,即使勒得很紧了,手指也塞得进去。

总的来说,选择一个合适的腰围,一般要先试戴半小时,以不产生不适感为宜。

药物——为消炎，也为止痛

药物治疗，能缓解腰椎间盘突出症的各种症状，减轻病人痛苦，让患者得以继续日常的活动。

需要提醒的是，使用任何一种药物治疗，都需要在医生指导下进行。

常用药物一览

- 非甾体类药物 对乙酰氨基酚
- 神经营养类药物（维生素B_1、B_{12}等）
- 肌肉松弛剂（妙纳）
- 外用药（扶他林软膏、中药膏贴）
- 类固醇类药物（强的松、地塞米松）
- 脱水剂（甘露醇）

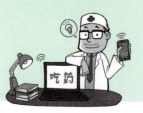

PART 2 ▶ 药物治疗

药物一：非甾体类消炎镇痛药

腰腿疼痛时，许多人都会想到"找点止痛药来吃。"

可在老百姓眼中，止痛药往往等同于消炎药，而消炎药又等同于抗生素。这是大错特错的。

需要明确，抗生素针对的是细菌感染，腰椎间盘突出症的炎性疼痛并非细菌感染引发，所以不需用抗生素。

非甾体类药物才可用在腰椎间盘突出症的治疗上。这是另一类消炎药，能消除炎症因子而有效缓解疼痛。

"非甾体类药物"，这么专业的名词，你可能觉得很陌生，而它的一个家族成员你肯定听过——"芬必得"。芬必得是商品名，而它的有效成分是布洛芬。布洛芬就是腰椎间盘突出症常用药之一。

> **常用药**
>
> 布洛芬（芬必得）；
> 双氯芬酸（扶他林）；
> 美洛昔康（莫比可）；
> 塞来昔布（西乐葆）。

伤胃！不建议长期吃

这类药物虽然能够较好地止痛，但对肠胃刺激较大，容易出现恶心、呕吐、胃痛、腹泻、腹痛及偶有消化溃疡发生等副作用，故不建议长期给药。

有胃溃疡者禁用。

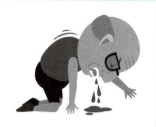

稳妥起见，用点"胃药"

即便你没有胃病，食欲等都很正常，为稳妥起见，医生可能会常规给你使用胃黏膜保护剂。

要提醒的是，大多数胃黏膜保护剂最好能在饭前半小时服用，而非甾体类止痛药则尽量不要空腹服用。

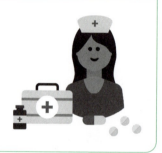

药物二：对乙酰氨基酚

研究过如何退烧的人，对这个药肯定不陌生。这是一个常见的感冒药，"泰诺"的有效成分就是对乙酰氨基酚，又叫扑热息痛。

临床研究发现，短期应用对乙酰氨基酚对治疗急慢性腰痛和腰骶神经根病，有一定作用。2007年美国医师协会及《美国疼痛学会联合实践指南》还将其和非甾体类药物，一同推荐为大多数腰痛患者的一线药物选择。

这对于胃不好的患者，不外乎是一个不错的选择。

但是也有研究指出，对乙酰氨基酚对急慢性腰痛的止痛效果并没有那么好。目前在临床上也仍较少使用。

伤肝！忌过量、忌饮酒

对乙酰氨基酚的主要缺点是伤肝。

所以要求24小时内服用对乙酰氨基酚的量不能超过4克。一天最多服用4次。过量服用会造成严重肝损害。

酒精也会影响对乙酰氨基酚的代谢，所以服药期间一定不能饮酒，连含酒精的饮料也不能喝。

药物三：肌肉松弛剂

腰痛伴有持续性腰肌紧张的患者，可应用肌肉松弛剂。

它主要作用于中枢神经系统，在脊椎和大脑下皮层区抑制多突触反射弧，从而对痉挛性骨骼肌产生肌肉松弛作用，达到止痛的效果。

该类药物与非甾体消炎镇痛药合用可加强镇痛效果。

常用药

氯唑沙宗

盐酸乙哌立松（妙纳）

巴氯芬

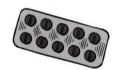

提醒

此类药物的不良反应以恶心等消化道症状为主，其次是头晕、嗜睡等神经系统反应。一般均为轻微症状，可自行消失或停药后缓解。

药物四：神经营养剂

神经营养剂,可促进神经功能恢复,且副作用小,又能减轻甾体类药物及激素类药物的胃肠道反应。

> **常用药**
>
> 维生素 B_1；
> 维生素 B_{12}；
> 甲钴胺(弥可保)。

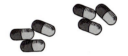

药物五：脱水剂

在腰椎间盘突出症急性期,脱水剂能有效减轻神经根水肿,明显缓解疼痛症状。

此类药物不建议作为常规用药,仅用于急性椎间盘突出、神经根或马尾神经严重受到压迫时,用前需咨询医师。

> **常用药**
>
> 甘露醇。

> **提醒**
>
> 建议只短期使用 1~3 天。

药物六：激素类药物

急性期剧烈疼痛时短期使用激素类药物,可迅速消减局部神经根水肿和炎症,迅速缓解症状。

但是,此类药不建议作为常规用药,仅用于急性椎间盘突出、神经根或马尾神经严重受到压迫时,用前需咨询医师。

常用药

类固醇类药物,如强的松、地塞米松。

激素治疗不宜超3天

这类药物既不能根治,也不能控制病情发展,长期服用不良反应较多,停药后症状更容易复发(反跳现象)。

应适当控制服药的持续时间和次数。如用类固醇类激素治疗,一般不超过3天。

药物七：**外用药**

对于疼痛难以忍受、不能平卧、不能入睡的患者，还可以外用止痛药物来缓解腰背部肌肉痉挛及疼痛，有利于实施其他治疗。

> **常用药**
>
> 扶他林软膏；
> 中药膏贴；
> 芬必得软膏；
> 法斯通软膏。

药物八：中药

中药治疗腰椎间盘突出症,较之西药的最大的优点在于治本,缺点是起效较慢。

中医讲究辨证施治,把腰痛为分风湿、寒湿、湿热、瘀血和肾虚五大类,不同的患者,不同证型,用不同的方剂。

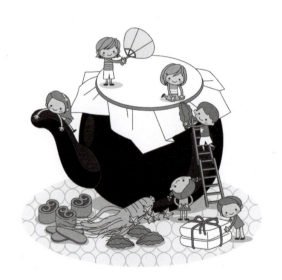

硬膜外激素注射
——立竿见影的"液体刀"

适用对象： 保守治疗6周以上无效，疼痛剧烈，且不准备手术者。

如果症状持续恶化，患者一般情况不能耐受手术或患者拒绝手术，医生往往会建议硬膜外激素注射治疗。硬膜外激素注射，其实就是老百姓常说的"打封闭"。

打封闭，临床上最常用的是：局部麻醉药＋类固醇激素类药物。

麻醉药能即刻止痛，而激素类药物能抑制自身免疫反应，改善局部血液循环，所以可以明显缓解肿胀和疼痛。

打在哪？就打在腰椎间盘突出部位神经根的硬膜外。

口服消炎药需经过肠胃消化吸收再进入血液，最终只有少剂量药物能抵达腰椎，且起效需要一定时间。而将药物直接注射于疼痛部位，能保证药力集中，起效快，持续时间也长。

正因为如此，硬膜外激素注射也被称为"液体刀"。

提醒：这些人不适合打封闭

(1) 脱出型或游离型突出合并腰椎管狭窄症者。
(2) 复发性腰椎间盘突出症。

(3) 合并糖尿病、活动期结核、全身急性感染、严重肝肾功能不全、出血性疾病、体质极度衰弱、局部严重的皮肤病和化脓性感染灶者。

"打封闭"的方法

在椎管内壁和神经根硬膜中间,有一个疏松的间隙,称硬膜外腔。这个空间具有膨缩性,注入足量药物,能使液体在硬膜外间隙内上下扩散,并沿椎间孔扩散至神经根周围,从而起到解除化学刺激及钝性分离的作用。

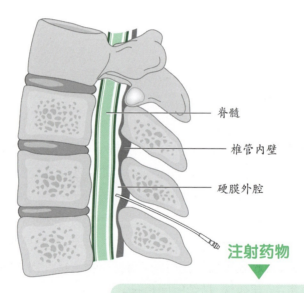

注射药物

麻醉药物:多用利多卡因。
类固醇药物:多用醋酸泼尼松龙。
生理盐水:为常见注射药物配置溶液。
神经营养药:维生素 B_{12}、维生素 B_6 等。

膜外激素注射治疗

硬膜外激素注射步骤

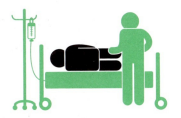

❶ 病人侧卧位，患侧在下。

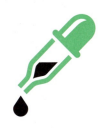

❷ 常规消毒椎间盘突出部位痛点皮肤。

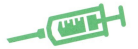

❸ 注射器从脊椎后方注入药物。

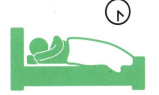

❹ 注射完药物，患者需侧卧30分钟。

疗效观察

效果显著者，注药后，约5分钟患者出现轻快感，腰痛和坐骨神经痛减轻。小部分患者治疗2~3天后，出现疼痛加重，一般一周后逐渐减轻。

当然，疗效因人而异，有人注射后症状消失，能恢复全部功能，有人只有部分症状消失，只能恢复部分功能，也有的人经治疗无明显好转，甚至加重。

毒副作用

短期内少数患者可有腰骶部胀痛、腿痛、头晕、口干、心慌、出汗等，卧床休息15~30分钟后症状可消失。

"打封闭"一年不要超过3次

在骨科,常有患者追着医生说:"医生,再给我打一针吧!"

由于"打封闭"有效、省事,不少病人试过之后,下次腰痛时总希望能"打一针"。然而,事实上,封闭疗法的效果是暂时的,而长期使用还有较大副作用。

长期使用激素的副作用包括,病人会出现"满月脸"、下肢水肿、高血压、肾功能不全等不良反应。最终的结果,可能是腰痛没真正治好,又新添了别的病。可见,医生不给病人打,也是为了病人好。

一般情况下,仅在其他保守治疗(如口服药物、骨盆牵引、推拿等)都无效的情况下,才能选择封闭治疗。

可以根据病情注射1~3次,每次间隔7~10天。但一年不要注射超过3次。

有时症状过于严重,医生也不允许你进行封闭治疗。比如,对于巨大突出引起的较严重的神经根受压,由于引发症状的刺激压迫因素不能解除,采用封闭疗法就很难有好疗效。

也不是所有医生打封闭都有良效。打封闭虽然方法不复杂,但仍要求医生有较好的技术。我们建议由专业的麻醉科医师进行操作以求保险。

PART 3 运动疗法

运动训练
——简单、便宜,又有效

适用对象: 非急性期患者,一般发作第二周后才可训练。

在腰椎间盘突出症的治疗中,运动疗法的作用越来越凸显。对于轻中度持续性症状的腰骶神经根病患者,可尝试中等强度的运动训练。

运动过程产生的脊柱动力载荷,可促进营养物质的弥散,影响椎间盘基质代谢,减缓基质退变,从而缓解疼痛并改善功能。

运动疗法,还能预防腰痛的初次发生,也能防止腰痛复发。

发作后的第三周,才开始做运动治疗

前面说过,急性腰骶神经根病和急性腰痛往往具有良好的自然转归,也就是说,症状较轻的患者大部分可以自愈,而症状过重的患者又无法耐受运动,所以,不推荐在发病最初的1~2周内进行运动疗法。

尤其是针对腰部的运动和牵伸,不应在发病初期即刻进行。

等症状不再加重,且症状持续 3 周左右才开始,才是较合理的安排。当然了,对于亚急性或慢性病程的患者,如果没有危险信号,鼓励尽早开始运动治疗。

这样锻炼,能事半功倍

(1) 应该在康复医学专业人员的指导下,做相关的康复评定,制定运动处方,再按照处方来训练。不正确的运动可能会加重症状,甚至会使病情进一步恶化。

(2) 不要勉强自己,可以先挑一些自己喜欢的动作,循序渐进地练习。

(3) 如果感觉疼痛加重,请立即停止,并咨询专业的康复人员。

(4) 尽量穿着宽松的衣服,运动前先进行伸展运动做热身。

(5) 运动过程中不要憋气,以免心血管系统因闭气而导致不良反应。

(6) 坚持最重要,把训练融入每天的生活。

常用方法

- 核心肌力训练;
- 麦肯基疗法;
- 身心训练;
- 腰痛学校。

小知识

有氧运动:增强心肺功能,强化肌肉能力。
力量训练:主要针对背部、腹部、腿部的肌肉。
柔韧训练:保持肌肉、韧带的柔韧性,减少伤害。

核心肌力训练：让肌肉箍住腰椎

核心肌力指的是核心肌群的力量。

什么又是"核心肌群"呢？

核心肌群是位于我们的腹部前后，环绕着身躯的"一圈"肌肉，上至肩关节，下至髋关节，包括骨盆，共由29块肌肉组成的一个整体。如果把躯干比作木桶，那么，这些肌肉就像箍住木桶的、横竖交叠的、让它牢不漏水的铁线圈。

脊柱在躯干中立位，具有内在的不稳定性，如果没有这个"肌肉圈"支撑，它根本站不稳。脊柱做各种运动和姿势，也需要背肌、腹肌、腰大肌等肌肉参与，才能完成并保持平衡。可见，核心肌力越强，腰椎的稳定性、平衡性、协调性也越强。

腰椎间盘突出症常伴随腰椎节段肌力与肌张力功能紊乱，而影响腰椎的稳定性，因此，加强腰部核心肌力训练成为其重要的康复治疗措施之一。

"飞燕式"训练

(1) 俯卧于床上，双手向前自然平伸。

(2) 同时抬起双手臂、臀部和双腿，仅留躯干和髋关节贴紧地面，类似于"小燕飞"，躯干不能离开地面。

(3) 在最高处停留5~10秒，感觉到腰背部肌肉紧张收缩，然后缓慢放下休息 5~10 秒,再重复上述动作。

(4) 开始时,每日训练 10~15 次,渐增至 30~50 次。以训练后不感到疲劳和腰背痛加重为宜。

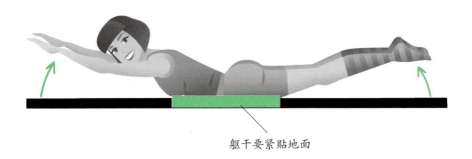

躯干要紧贴地面

四肢抬高练习

(1) 先双膝跪于地面,双手撑地,收腹,保持身体两侧髋周稳定。

(2) 左手牵伸,右腿向后伸直,使右手和左腿受力,并且保持身体稳定。

(3) 做这个动作时,一定要尽量把抬起的上肢和下肢延伸,做到牵拉整个身体的感觉。

(4) 每次可以维持 10 秒,左右交替各做 10 个,之后逐渐增加时间和强度。

步骤 ❶

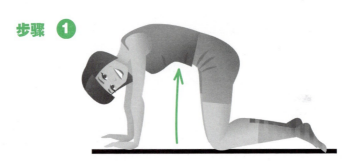

步骤 2

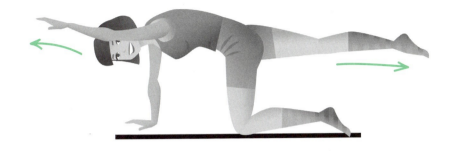

四肢平伸练习

(1) 俯卧,双手超前自然平伸。

(2) 尽可能抬高右腿和左臂,在最高点维持 3 秒,缓慢放下。

(3) 相同的姿势,抬高左腿和右臂,整个动作过程,类似于游泳。

(4) 注意,整个躯干应保持紧贴在地面或者床面上,并且头微微抬起,脖子不要使劲,让身体在运动中保持平衡。

步骤 1

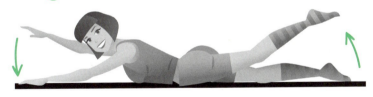

步骤 2

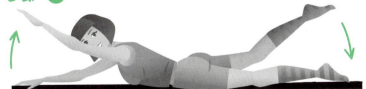

平板支撑训练

(1) 双肘弯曲撑地,与肩同宽,双脚肩膀同宽,脚尖踩地,伸直躯干。
(2) 肘关节、肩关节均保持 90 度夹角,头部、肩膀、髋部、踝关节保持在统一平面,身体挺直如一块平板。
(3) 腹肌收紧,盆底肌收紧,脊柱延长,眼睛看向地面,保持均匀呼吸。
(4) 如果手臂过于前伸,肩部易受伤;腰部下榻,容易损伤腰椎。

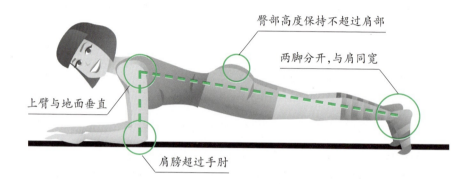

● 错误动作
(1) 躯干过低。
(2) 躯干过高。
(3) 支撑臂过于靠前。

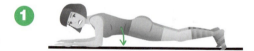

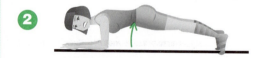

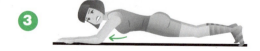

● 为何推荐平板支撑

平板支撑不仅能够锻炼腰背肌,还能够锻炼颈椎旁肌、肩周肌群、大腿肌群、腹肌,而这些肌群统统都属于核心肌群。

平板支撑是一种等长收缩锻炼,所谓等长收缩就是肢体在不发生相对运动的情况下进行静态锻炼,这种锻炼方式的好处就是既练肌肉,又不伤关节。

● 初学者做平板支撑,建议膝盖着地

平板支撑不易做,初学者可以自降难度——膝盖着地,1分钟1组,每天练3组,再循序渐进地增加难度。主动去感受肌肉的收缩,通过大脑的反馈去指导动作,效果会更好。

弹力球训练

在训练后期,当肌肉力量稳定时,可以借助 Swiss 球(即瑜伽球),进行训练。

(1) 将腹部和大腿的上缘平贴于球面,脚尖着地。

(2) 将手置于头部两侧,吸气缓慢将身体伸直,坚持5秒左右。

(3) 而后缓慢地将上半身放下,回到初始位置并吐气。

(4) 运动前确认球的大小,手臂伸直必须可以碰到地面。

(5) 不可太快速伸直身体,因为这将可能有挤压椎间盘的风险。

(6) 不可将躯干拉起超过脊柱的自然位置,过度伸展将有可能发生重心不稳的风险。

步骤 ❶

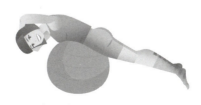

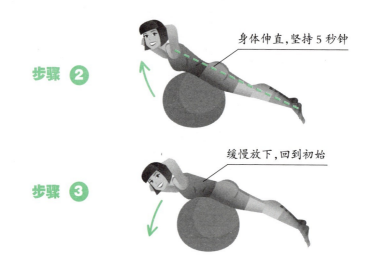

步骤 2 ——— 身体伸直,坚持5秒钟

步骤 3 ——— 缓慢放下,回到初始

● **腰痛别忘锻炼腹肌**

一般来说,对腰腿痛患者更多强调的是加强腰背肌锻炼,大多数患者通过此锻炼确实可取得显著效果,症状迅速改善。但仍有少部分患者腰痛总是反反复复,很难得到根治。

深究其因,除治疗不彻底、锻炼不持久、日常防护不注意外,还有一个重要原因,就是忽略了强健腹肌。腹部若柔弱无力,患者就难免腰痛反复,即使一时治愈,不久也会复发。这类病例相当普遍。

腹肌在某些特定情况下,其重要性绝不亚于腰背肌。

腹肌具有减轻脊椎负荷、加强腰部中枢的作用。在腰椎间盘突出症中后期,由于腰部活动减少和佩戴腰围等原因,腰背肌及腹肌均会出现肌力低下,并以腹肌肌力下降为甚。

有报告显示,腰痛病患者的腹肌、腰肌肌力分别仅为正常状态时的67%和83%,说明腰痛的发生不单因背部的腰肌肌力不足,还由于腹部的腹肌肌力明显低下,导致脊柱周围组织的薄弱。

由此可见,腹肌肌力减弱或不足因素在腰痛中具有举足轻重的地位。腹肌更强健,腰痛患者的康复将更快。

麦肯基疗法：趴一趴，腰痛没了

麦可基（McKenzie）疗法，实际上是一种方向特异性训练。方向特异性训练，是指根据患者的个体情况，在特定方向的关节活动范围末端进行反复的屈伸牵拉。

一些研究发现，与其他标准治疗比较，麦肯基疗法能在更短时间内缓解腰痛，改善腰部功能。目前，国际上至少有4部已发表的指南推荐，将麦肯基疗法用于慢性腰痛患者的治疗。

它最突出的优点还在于减少了腰痛的医疗花费，可谓最便宜的治疗方法。

麦肯基疗法的发现，源自一个意外

20世纪50年代，罗宾·麦肯基（Robin McKenzie）在新西兰一个小镇上当医生。他有一个"常客"——史密斯先生，是位腰椎间盘突出症的患者，经常腰腿痛。

一天下午，当麦肯基医生忙得不可开交时，史密斯又扶着腰，由人搀扶着走了进来。麦肯基随手指了一张治疗床——一张刚给病人做完治疗、还没有将床尾调低、基本呈"V"字形的床，让史密斯先躺上去。等他忙完了，再去找史密斯时，发现史密斯已经不见了。

原来，史密斯在那张特殊的床上趴了一会儿——因为他的疼痛使他无法躺着——疼痛居然消失了。

从那以后，这位常客基本不怎么光顾这个小诊所了，因为每当他腰痛发作时，就会在家里按当时在诊所里的姿势趴一会儿，腰痛便好转。

这也太神奇了吧！罗宾·麦肯基深受启发，由此开创了著名的"麦肯基疗法"。

在家如何进行麦肯基疗法

(1) 俯卧位，双手置于身体两侧，头转向一侧。深呼吸，完全放松腰部。维持 4~5 分钟。

(2) 头抬起，用前臂及肘关节支撑上身，使腰部尽量放松并伸展。正常呼吸，维持 4~5 分钟。

(3) 用手掌支撑上身，肘关节伸直，腰部放松。维持 4~5 分钟。

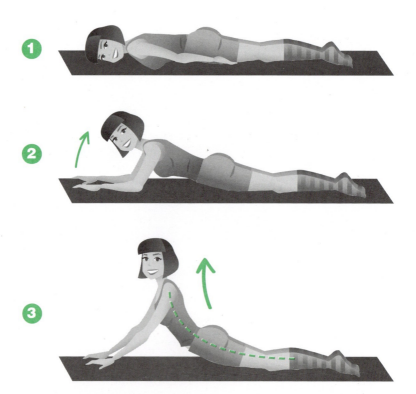

(4) 站立位,双手托住腰部。膝关节伸直,上身尽量往后仰,使腰部充分伸展。维持 4~5 分钟。若害怕摔倒,可双眼注视自己的腹部,减少头部的后仰幅度,防止摔倒。

(5) 放松及休息。

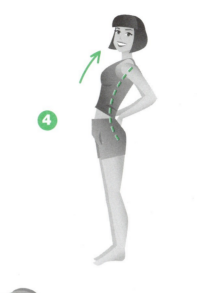

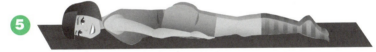

让麦肯基治疗床帮你忙

在医院的康复科里,有专业的麦肯基治疗床,你直接躺上面,便可以达到相应的拉伸效果。

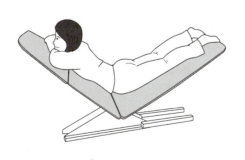

麦肯基治疗床

身心训练

身心训练可促进患者肌力、柔韧性及平衡能力的改善,还包含大量的放松技术,符合多个腰痛康复目标。

常见的身心训练方法包括:

瑜伽。瑜伽训练包含特殊体位训练、呼吸技术以及精神集中训练。

多项研究表明,对于缓解腰痛和改善腰部功能,瑜伽要优于自我护理及常规治疗,但与腰部运动效果相似。

普拉提。普拉提技术侧重于核心的稳定训练。

有研究发现,对于慢性腰痛患者,普拉提对疼痛的缓解要优于无治疗及最小量运动。

太极。太极主要包括缓慢动作、呼吸技术及冥想。

一项纳入160名慢性腰痛患者的随机对照研究提示,接受太极训练的患者在10周时疼痛的缓解和功能的改善要优于常规治疗患者。

腰痛学校

在一些康复机构内,还有开展小组方式的运动训练课。这类课程为患者介绍解剖学、生物力学、最佳姿势及人体工学的相关信息,并提供连续超过2周的腰部运动训练。

PART 4 ▶ 牵引、手法、理疗

牵引
——在家都可以做的疗法

 适用对象：轻中度患者

许多医生会给腰椎间盘突出症患者开牵引处方。

什么是腰椎牵引？

简单讲，就是利用重物，把腰椎往下拉，使椎间隙变宽。椎间隙变宽后促使髓核回纳，突出的椎间盘对神经根的压迫和刺激就会减小，疼痛也就能得到缓解。

腰椎牵引对患者而言，也是一种休息和放松，所以能促进神经根、脊髓、关节囊等组织的炎症消退，还能解除肌肉痉挛，改善局部血液循环，使腰椎活动恢复正常。

牵引的方法

一般采用卧位的轴向骨盆牵引。

(1) 患者平躺在床上，将床脚垫高 20 厘米。

(2) 把特制的骨盆牵引带固定在患者骨盆。

(3) 牵引带两侧的索带，一端连于骨盆，另一端通过滑轮连于重物，重物坠于床尾。每侧重物的重量，一般为 7~15 千克，根据患者身高体重调整。

一般选慢速持续牵引

牵引分为快速和慢速。通常选择慢速牵引，牵引时间每天 2~3 次，每次 20~30 分钟，3 周为一个疗程。

1 个疗程结束后若症状完全消失，可以停止牵引。若有好转但未完全缓解，可以再进行 1 个疗程，不宜超过 3 个疗程。

一般来说，持续牵引效果优于间断牵引，侧突型腰椎间盘突出牵引效果优于中央突出型。

牵引会不会把腰拉坏

一听说要牵引治疗，有些人很恐惧：会不会把腰拉坏啊？

其实，多数情况下，牵引是安全且有效的。只要经医生允许，患者购买牵引带，在家都可以做。

不过，家庭牵引虽简单，仍建议在医生指导下开展，牵引的姿势、重量和时间等都应严格遵医嘱进行。

牵引的重量不是越大越好，如果重量太大，可能导致肌肉损伤，甚至神经拉伤，导致病情恶化。牵引时间也非越长越好，时间太长，会导致肌肉萎缩、肺炎、褥疮、尿路感染等并发症。

为什么有些人牵引无效

由于脊柱腰段不是笔直的，而是有生理弯曲的，即使用很大的力气，也很难增加腰椎间盘间隙，所以对部分患者而言，效果有限。

在康复科，牵引一般用牵引床进行操作，机器参照人体的生理弧度进行牵引,效果比较好。

椎间盘变形狭窄、椎体骨质增生、前后纵韧带钙化者,以老年人为甚,牵引效果差。

提醒:这些情况,不宜牵引

(1) 急性期的患者牵引时应慎重,建议应先试用几次,一旦出现疼痛加重应当立即停用。

(2) 诊断不明确,怀疑有腰椎破坏性疾病,如肿瘤、结核或化脓性疾病的患者,不宜用牵引治疗。

(3) 全身状况较差,患严重呼吸、循环系统疾病或经医生认定不适宜牵引治疗的患者。

(4) 有明显骨质疏松的患者,不适合进行牵引治疗。

(5) 牵引后即感症状加重,疼痛剧烈的患者。

(6) 孕妇、腰椎间盘突出为中央型、髓核已经脱出游离的或突出髓核较大的患者,应避免进行牵引治疗。

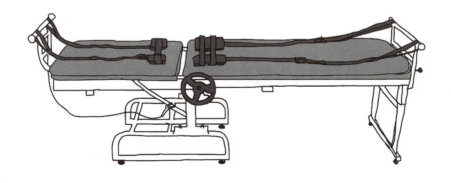

牵引床

推拿按摩
——可手到病除，也可致瘫

适用对象： 初次发病，已明确诊断者

推拿按摩疗法是祖国医学宝库中的瑰宝之一，用其来治疗腰腿痛在我国已有悠久的历史。由经验丰富的医生施治，效果有时很不错，甚至可以做到"手到病除"。

需提醒的是，推拿按摩前要有磁共振检查结果以明确诊断，不可盲目进行。

推拿按摩的作用

活血化瘀、消肿止痛；
疏松肌肉、解除痉挛；
松解粘连、滑利关节；
整骨理筋、矫正移位；
调和气血、强筋健骨；
温经通络、疏风散寒。

简易推拿方法举例

俯卧位推拿手法

医者立于患者一侧,从胸椎向腰椎至骶骨,用双掌由上向下单方向的直线移动 1~2 分钟,能起到舒筋活血、解痉消炎止痛、增加皮肤弹性的作用。

推拿按摩要注意什么

这些患者不适合推拿按摩

- 纤维环已破裂或髓核已冲破后纵韧带突出者。
- 特殊类型的腰椎间盘突出症,如腰椎间盘突出合并骨化者。
- 腰椎间盘突出合并骨折、骨结核、骨髓炎、肿瘤、骨质疏松等者。
- 伴有高血压、心脏病、糖尿病等其他全身性疾病者。

暴力按摩可致病情加重

当椎间盘已经退变或突出,受到暴力推拿按摩时,会迫使椎间盘突出增大或纤维环破碎,突破后纵韧带进入椎管,压迫马尾神经。

暴力过大,也可直接对马尾神经造成损伤,甚至使其断裂,后果不堪设想。

切勿听信街边"小广告"

我国按摩推拿市场巨大,许多非正规机构在其中浑水摸鱼。有个别腰椎间盘突出症患者听信虚假广告,在非正规医疗机构推拿按摩后病情反而加重,甚至瘫痪。

当前我国从事推拿按摩的人也很多,水平也参差不齐,疗效差别大。若要推拿按摩,应慎重选择推拿按摩医师,建议到正规医疗机构进行,切勿听信街边"小广告"。

针灸
——可有效缓解症状

适用对象：初次发病者

针灸，在中国老百姓心中带有神秘色彩。它在腰椎间盘突出症的治疗上，确实有一定疗效。通过刺激相应的穴位、经络，能迅速镇痛，缓解肌肉痉挛，改善四肢麻木等症状。

据研究，针灸可使致痛物质——血浆游离 5- 羟色胺（ 5-HT ）含量显著下降，还可激发机体产生内源性吗啡样物质参与镇痛。

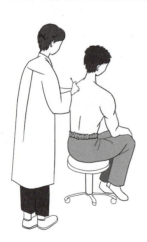

针灸治疗能直接作用于棘上韧带、棘间韧带，增强韧带的修复能力，减轻椎间隙压力，调整肌肉、韧带的紧张状态，从而恢复脊椎力学平衡。

针灸还能使椎间盘突出的周围微循环改善，促进神经根营养供应，且使组织间隙水肿消除，病变的髓核收缩，致使突出的髓核部分还纳，解除对硬膜囊和神经根的压迫，使长期受压所致的充血、水肿和炎症逐渐改善。

针灸治疗腰腿病常用穴位

- 委中穴
- 阳陵泉穴
- 肾俞穴
- 环跳穴
- 白环俞穴
- 承扶穴
- 殷门穴

牵引、手法、理疗

保守治疗篇 不手术就能好

常用疗法

● **体针**

取穴：肾俞穴、白环俞穴、环跳穴、承扶穴、殷门穴、委中穴、阳陵泉。

操作：每次选用 3~5 个穴位。根据疼痛可加用夹脊穴、阿是穴等。

自己也能做

● **艾灸**

取穴：肾俞穴、环跳穴、阳陵泉穴。

操作：用艾条温和灸 10~20 分钟，或用温针灸。每日 1 次，10 次为 1 疗程。

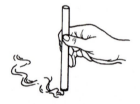

针灸治疗应注意什么

● **针灸前，咨询医生**

切勿盲目接受针灸，是否需要与是否适合，都需要由专科医生来决定。

治疗后如果不注意腰背肌锻炼和预防保护，仍会时常复发。

● **预防晕针**

晕针，顾名思义，就是针灸时发生晕厥。

凡是初次接受针刺治疗和精神紧张者，都应该格外注意。

饥饿和过度疲劳均易引发晕针。

理疗
——只是辅助治疗

理疗又称物理因子治疗,也就是利用物理手段,如光、热、电、磁、机械、放射能等,来达到治疗的目的。

热疗、短波、超短波、红外线等理疗手段均有促进炎症消退、吸收的作用,可以减轻腰椎间盘突出症的炎症反应。

理疗还可以松解各种原因造成的粘连,尤其对接受手术的腰椎间盘突出症患者的恢复有一定作用。

另外,患腰椎间盘突出症后治疗不及时,可因神经根受压时间过长而引起下肢麻木、肌肉萎缩等症状。低、中频电疗等能刺激兴奋神经肌肉,促进神经修复,促使感觉恢复。

理疗的方法五花八门,常见的几类如下图。

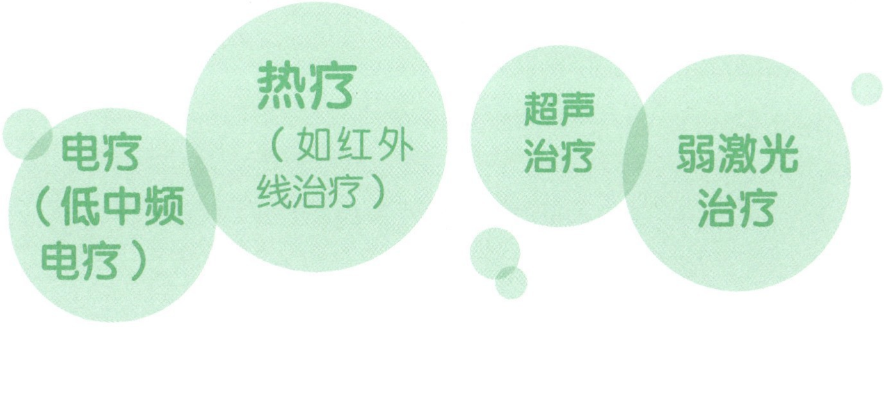

- 电疗(低中频电疗)
- 热疗(如红外线治疗)
- 超声治疗
- 弱激光治疗

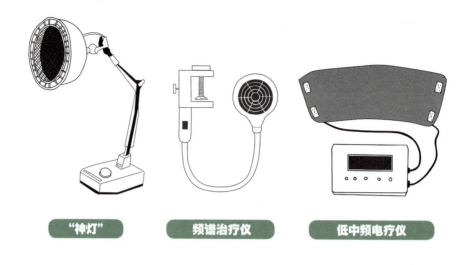

"神灯"　　频谱治疗仪　　低中频电疗仪

理疗应注意什么

（1）急性扭伤诱发的腰椎间盘突出症，应在伤后1～2天后再进行理疗。

（2）腰、腿部皮肤有湿疹或化脓性疾病，禁用低、中频电疗。局部有皮肤感觉障碍时，应慎用各种热疗，以免烫伤。

（3）腰椎间盘突出症患者在高烧或患活动性肺结核时不宜理疗。

（4）带有心脏起搏器者禁用高频电疗和磁疗。

（5）妇女在孕期及经期不宜用理疗。

（6）在用某种理疗的过程中，如果患者症状加重，应暂停治疗，或考虑用其他物理因子继续治疗。

经典答疑

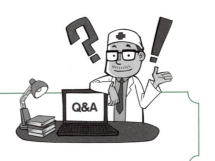

◆问:"特效药"止痛效果好,能长期吃吗?

答:许多老百姓会到香港、澳门买止痛的"特效药",这些药往往打着中成药的旗号,实则含有糖皮质类激素。

这类药物有个特点:见效快,但副作用大,因此不能滥用,更不能长期用。

其严重不良反应有股骨头坏死、骨质疏松、消化性溃疡、糖脂代谢紊乱等。糖皮质激素抑制炎症是通过抑制免疫系统功能来实现的,在减轻疼痛症状的同时,也降低了机体的防御功能,使人容易发生严重的感染,甚至危及生命。

这些"特效药"一瓶上百元,而其实糖皮质激素,如可的松一片只要两毛钱,地塞米松一片更只是几分钱。不法商家,正是利用了患者治病心切及迷信中药的心理大肆敛财,坑害了大批患者。

◆ **问**:广告里说"一秒钟治愈",能信吗?

答:近年来,社会上虚假医疗广告越来越多,许多广告声称有神奇药物或技术,可以"一秒钟治愈""保证不复发",吹得天花乱坠。

看到这些广告,千万别信,因为这是不可能的。对于腰椎间盘突出症来说,即使最有效的治疗,要使疼痛、麻木等症状消失,需经过突出物复位或变位,神经根炎症和水肿消失,神经功能恢复,腰部肌肉韧带炎症恢复等过程,而这个过程,最短也需要5~10天的时间,根本不可能立刻治愈。

有些治疗方法,可能可以较快速缓解症状,但并不能保证不复发,如果忽视腰椎的日常养护,依旧有复发可能。

◆ **问**:"打封闭"会成瘾吗?

答:"打封闭"所用的药物主要是肾上腺皮质激素类,同类的药物有泼尼松龙、地塞米松、倍他米松等,以泼尼松龙最为常用。

一般来说,短期应用激素类药物较少出现依赖性,打一次或几次封闭针,不会出现成瘾现象,不必过于担心。当然,封闭针是不能滥用的,一年不要超过3次。

该出手时就出手

手术篇

PART 1 ▶ 谁需要手术？

出现这些症状，**就得手术**

说了这么多保守治疗的方法，却总有 10%~20% 的腰椎间盘突出症患者躲不过手术这一关。

手术治疗的目的不是治愈，而是解除腰腿痛症状，因为手术既不能终止椎间盘突出的病变过程，也不能使腰部完全恢复到以前的状态。

九类患者，需要手术

(1) 有持续的功能障碍，严重影响生活，经 3~6 个月非手术治疗无改善。

(2) 首次发作但疼痛剧烈，尤以下肢症状明显，患者难以行动和入眠，处于强迫体位者。

(3) 特殊类型椎间盘突出症，诸如脱垂游离型、极外侧突出型。

(4) 合并马尾神经严重受压，伴有相应临床表现如大小便功能障碍者。

(5) 出现单根神经根麻痹，出现足下垂伴有肌肉萎缩、肌力下降者。

(6) 合并腰椎管狭窄者。

(7) 合并腰椎滑脱或腰椎不稳者。

(8) 症状显著且反复发作，保守治疗无效者。

(9) 高位及巨大椎间盘突出者。

手术类型 大致分三种

治疗腰椎间盘突出症的主要手术类型有椎间盘切除术、椎体融合术、人工椎间盘置换术。

手术治疗目前主要采用阶梯治疗方案,以微创化和脊柱功能重建为追求目标。所以,单纯型的腰椎间盘突出症以腿痛为主者,可以采用微创方法摘除髓核;中央型的巨大的腰椎间盘突出症并以腰腿并重者,可采用人工腰椎间盘置换术;而严重的合并有腰椎管狭窄或腰椎不稳者,可采用减压融合术。

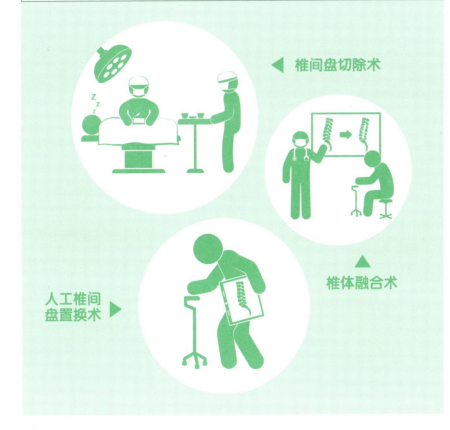

◀ 椎间盘切除术

▲ 椎体融合术

▶ 人工椎间盘置换术

PART 2 传统手术

椎间盘切除术：给神经减减压

椎间盘切除术就是通过手术方式把椎间盘切除。这是腰椎间盘突出症最经典的手术。

不过别误会，椎间盘切除并不等于把整个椎间盘都给摘了，而只是切除那些突出或脱出的，并压迫脊神经的椎间盘组织，简单讲，就是摘了髓核，保留纤维环。所以，这种术式又称为髓核摘除术。

这种手术创伤小，并发症少，对人体影响小，由于只切除部分椎间盘，因此有复发的可能。不过，如果严格掌握手术的适应证，复发率非常低。

如何摘除髓核？

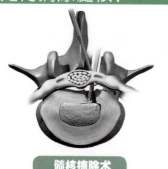

髓核摘除术

单纯髓核摘除术，又叫小开窗治疗，通常，在腰后方正中位置做切口，然后在病变椎间盘对应的椎板上做一个小洞(直径约1厘米)，再让器械穿过这个小洞，将髓核取出来。

这一手术的皮肤切口，一般在5~10厘米。

在骨头上开个"大窗户"

有时,由于是双侧椎间盘突出,或有巨大的椎间盘突出等问题,医生为了能有更好的手术视野及更好地为神经减压会先切除半椎板或者全椎板。

这就相当于,原来只需在椎板上开一个小窗户,现在需开一个"大窗户",甚至把墙推掉,直接做个"落地窗"。

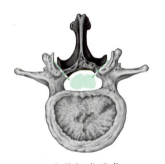

全椎板减压术

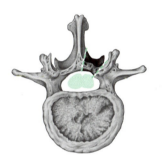

半侧椎板切除减压术

椎板切除术

内固定融合术：给骨头"打钉"

椎体内固定融合术，也就是常说的"打钉"。

椎间盘切除后，虽然能有效缓解疼痛，但毕竟是缺了椎间盘，时间久了，椎间隙会慢慢变窄，引起神经根管狭窄，同时腰椎前部的结构应力也会进一步下降，后部结构应力上升，造成腰椎不稳。

而本来是32个椎间盘兄弟齐心协力撑起脊柱，如今有人不幸"夭折"，剩下的，特别是它相邻部位的椎间盘承受的载荷就会显著增加，从而加重腰椎不稳，可以引起严重的腰痛症状。

为避免术后复发，有些大夫就会选择给患者做融合术。

融合术是怎么做的

将椎间盘全部切除，然后，在两个椎体间植入骨头，来维持椎间隙的高度。

由于异体骨（即别人的骨头）比较难愈合，所以选用的骨头一般取于本人的髂骨。髂骨也就是髋骨上的一部分。目前，有PEEK材料的椎间融合器，可以用术中咬除的椎板碎骨填塞后椎骨，避免再凿取自体髂骨。

由于骨头愈合需要较长时间，为了使患者能早期下床活动，目前，多在植骨后采用钢钉进行固定，因此内固定融合术又被俗称为"打钉"。

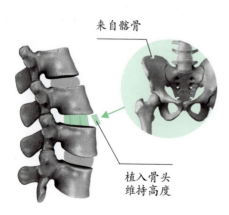

来自髂骨
植入骨头维持高度
腰椎前路融合术

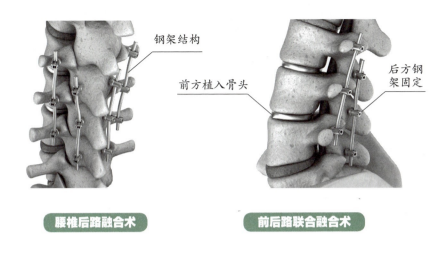

钢架结构　前方植入骨头　后方钢架固定

腰椎后路融合术　　前后路联合融合术

缺点：使腰椎变得"硬邦邦"

这种融合术的效果并不完美。原本的椎间盘是有弹性、有活动度的，如今变成硬邦邦的骨头，这段腰椎等于就失去了它原有的功能。

并且，相邻节段椎间盘及小关节由于负荷加重，也会退变加速，特别是在多节段融合固定者中更明显，严重时可形成所谓"邻近节段病"。

这一问题，目前医学上还没有好的解决方法，当少数患者出现严重情况时，则需考虑二次手术。

所以，医生们认为，如果椎间盘切除术中不切除小关节突（相当于自行车链条之间的连接，如果取了，自行车链条就断了），脊椎的稳定性不受影响的话是完全没有必要做椎间盘融合术和钢钉固定的。若脊柱本身术前存在不稳，或术中减压范围较大，或多个节段摘除手术才考虑。

腰椎间盘突出症需进行融合术的适应证为：

(1) 巨大腰椎间盘突出症。

(2) 游离型腰椎间盘突出症。

(3) 腰椎间盘突出症合并明显的腰椎不稳或椎管狭窄。

(4) 椎体后缘骺环离断。

PART 3 微创手术

小孔切除，**恢复更快**

为了使皮肤切口更小，医生们又发明了椎间盘镜，即俗称的微创手术。

显微内窥镜下椎间盘手术

医生会在患者皮肤做一个约 2 厘米的小切口，然后置入一个直径约 2 厘米的管道，在管道内放入一个内窥镜。这个镜子配有灯光和微型摄像头，能将物体放大 4~6 倍，并清晰地显示在电视屏上。通过这些工具，医生便可以在管道内对突出的椎间盘进行切除。

这种术式，又被称为显微内窥镜下椎间盘手术（MED）。

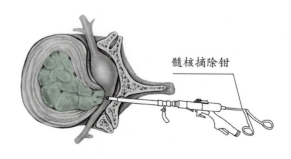

显微内窥镜下椎间盘手术

经皮内镜下椎间盘切除术（PELD）

内镜下显微椎间盘摘除术，是从椎间盘后方入路，需在椎板上开窗口，而有一种方法，可以直接通过脊柱侧面的椎间孔来切除突出的椎间盘组织，不需损伤椎板。

这类微创手术又常指经皮内镜下椎间盘切除术（PELD），俗称椎间孔镜手术。

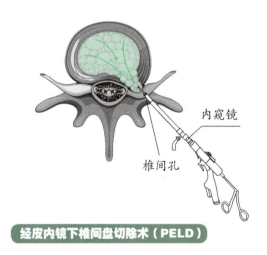

经皮内镜下椎间盘切除术（PELD）

小知识

"后路""前路""侧方"手术，是怎么回事？

"后路"手术就是手术在患者后背做切口，逐层进入腰椎后方。这是传统的常用方法。

"前路"手术是指从身体前侧，即腹部做切口，逐层进入到腰椎前方。现在多采用腹膜外入路，减少手术对胃肠道功能的影响。

椎间孔途径的手术，则往往是后侧方入路。

微创手术,不是想做就能做

微创治疗手术创伤小、如果操作技术熟练,并发症很少,术后恢复也更快,但由于操作受到限制,相对适应证非常严格。

选择行微创手术的椎间盘突出症患者,必须表现出神经根受压的症状和体征,并须满足以下条件:

(1) 持续或反复发作根性疼痛。

(2) 根性疼痛重于腰痛。如腰痛症状大于腿痛的中度以下膨出的患者可先做低温等离子髓核成形术。

(3) 经严格保守治疗无效。包括运用甾体或非甾体消炎止痛药、理疗、运动训练程序,建议至少保守 6 周,但如果出现神经症状进行性加重,则需要立即手术。

(4) 没有药物滥用及心理疾病史。

(5) 直腿抬高试验阳性,弯腰困难。

(6) 为了精确确定突出或脱垂的髓核的位置和性质,以及椎间孔骨质增生的情况,手术前要进行彻底的影像学检查,特别是 CT 和 MRI 是精确确定髓核大小、位置和性质的重要手段。

PART 4 ▶ 腰椎间盘置换

以假乱真，人工腰椎间盘来帮忙

椎间盘置换即把包括髓核、纤维环在内的整个椎间盘更换成人工椎间盘。就像用人工关节替代病变的关节一样。

它的优点体现在，既能重建腰椎的解剖结构，保留其运动功能，还能同时清除病变椎间盘组织，解除对神经根的力学压迫、减少自身免疫来源和退行性病变椎间盘诱发的炎症物质，从而减轻了疼痛。

腰椎间盘置换术自20世纪80年代开展到现在，技术已较为成熟，复发率很低，90%以上患者不会复发。

人工腰椎间盘是什么材料？

人工腰椎间盘多数是金属与非金属组合，最常用的组合采取"金属－聚合物－金属"的"三明治"设计。

金属板上设计有钉、片，或有利于骨生长的多孔涂层，可使假体固定并有足够的灵活性。

中间的髓核一般采用超高分子量聚乙烯，陶瓷，聚亚胺酯等材料制成。

目前，也有一些仿生材料被开发出来。仿生人工椎间盘具有髓核和纤维环结构及渗透、膨胀性能，但尚未用于临床。

杀鸡不必用牛刀

　　理论上讲，凡由潜在节段性不稳定的椎间盘病变导致的腰腿痛，经正规保守治疗无效的病例均可行人工椎间盘置换术。

　　但实际上，单纯的椎间盘突出症，无须进行这样复杂的手术。正所谓"杀鸡不需用牛刀"。

　　就像汽车轮胎被扎破个洞，绝大多时候只需要把洞补上就可以用了，只有极少数情况，才需换一个新轮胎。

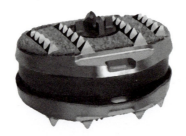

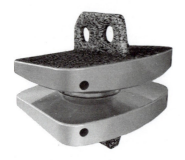
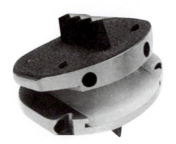

人工腰椎间盘

俗话说，"假的始终没有真的好，人工的也永远替代不了天然的。"且人工椎间盘置换术费用不低、创伤较大，远期效果也仍不明确，宜作为最后的办法。

此外，人工腰椎间盘置换需要进行经前路腹膜后手术，这对术者的手术技术要求较高。

国内自1999年开始开展此项术式，但至今仅有少数几家医院集中开展人工椎间盘置换术，主要包括中山大学孙逸仙纪念医院、首都医科大学附属北京朝阳医院、中南大学湘雅第一医院、解放军总医院和天津骨科医院等开设的脊柱外科中心。

谁适合置换腰椎间盘

哪些人适合做人工腰椎间盘置换呢？

目前对此手术的适应证及禁忌证并无统一标准，医生选择手术病人会比较严格，通常应符合以下条件。

- 男性最好在60岁以下，女性在55岁以下。
- 严重的腰椎间盘突出症，如巨大的腰椎间盘突出、需行融合固定的腰椎间盘突出症中的一部分。
- 伴有严重腰痛的腰椎间盘突出症。
- 腰椎间盘髓核摘除术后复发者。
- 腰椎融合术后所致的邻近节段再突出者。
- 需经严格完善的术前检查和评估。

提醒：合并骨质疏松者，不适合做人工椎间盘置换术。

做好八件事，术后不复发

(1) 术后严格卧床休息。卧床时间一般视手术范围而定，应严格遵医嘱休息。

(2) 注意营养，每日的饮食除保证足够的热量外，蛋白质及维生素也应有足够的供应和补充。

(3) 术后卧床期间，应有医护人员协助，每两个小时翻身一次，以保证腰部筋膜、韧带、肌肉的良好愈合，避免损伤软组织。

(4) 卧床时，应进行仰卧抬脚、空中蹬车等活动，以避免神经根粘连，并注意纠正不正确的姿势。

(5) 充分卧床休息后，可在适宜的腰围保护下，下地轻度活动。下床时，应仰卧位戴好腰围，先向健侧或较轻一侧侧卧，同时屈髋、膝关节，由他人扶起坐于床边，待适应后再下地行走。不要连续使用腰围3个月以上，以免造成肌肉废用性萎缩。

(6) 术后，脑力劳动者一般可在1个月后逐渐恢复工作，体力劳动者一般在2~3个月后才能开始工作。

(7) 术后3~6个月以内，避免剧烈活动及提重物，尽可能避免久坐、跑、跳；避免睡软床。

(8) 建立良好的生活方式，经常改变坐姿。循序渐进加强腰背肌锻炼半年以上，可增强腰部肌肉及脊柱稳定性，减少慢性腰痛的发作，防止腰部损伤及腰椎间盘突出复发。

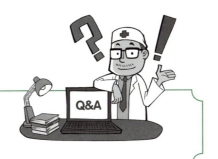

经典答疑

◆ **问**：是不是微创手术一定比传统手术好？

答：很多人以为，微创手术意味着对身体的创伤小，其实这并非绝对的。

微创手术操作相对简单、并发症少，但皮肤切口小，不代表内部组织的创伤就绝对小。切口的大小，不应当作手术效果好坏、创伤大小的标志。

例如老年、肥胖患者，一味追求小切口，可能术中视野不能暴露充分，反而可能影响手术效果。

传统手术与微创手术，各有优劣，微创手术对患者的病情要求相对更严格。至于该选择什么样的手术方式，这既由患者的病情所决定，也取决于医生本身所擅长的手术方式。

◆问:"腰突"术后,为何麻木依旧?

答: 对于疼痛来说,术后大多可以立刻缓解,因为刺激神经的因素已经去除,而且局部炎症消退,没有了压迫和炎症的刺激,自然也就没有了神经的疼痛症状。

麻木是神经功能受损的表现,神经一旦受损就很难恢复。麻木的程度越重、时间越长,神经受损得越厉害,就越难恢复,麻木也就难以消退。

所以,术后医生经常要用神经营养药物来帮助患者恢复神经功能,减轻麻木症状。但对于那些病程长、自身恢复能力差的患者,术后麻木的症状依然会有残留。

◆问:腰椎开刀"伤肾",术后还能过性生活吗?

答: 所谓腰部开刀"伤元气""伤肾"是没有医学道理的。在椎间盘手术过程中的确要损伤部分肌肉、韧带和关节囊等组织,这些组织一般经过3～4周时间就可以修复。在以后的日子里,只要坚持腰背肌锻炼,完全可以恢复到发病前的健康状态。随着现代微创手术技术的开展和普及,术后患者的恢复速度也会大大提高。

当然,这不是说椎间盘手术后就可以毫无顾忌地放纵性生活。性生活会消耗大量的体力和精力,故在手术后,尤其是4周之内要禁止性生活。因为,此时身体正处在手术的炎症反应期,伤口周围的肌肉、韧带等组织发生水肿,弹性下降,若剧烈运动可产生新的损伤,也有可能形成椎间盘的再突出。4周后对腰椎的过度前屈、侧弯或扭转动作要慎重,因为这三种动作都会使腰椎间盘受力不均匀,容易引发其他并发症;而后仰动作对椎间盘一般不会造成损伤。只要你能掌握这一要领,就可以过性生活。

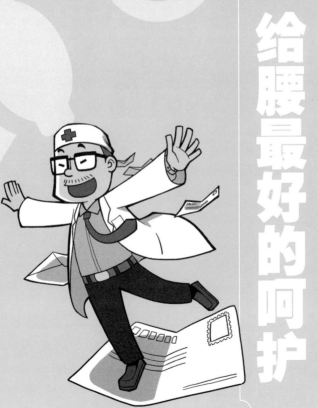

给腰最好的呵护

生活行为篇

PART 1 ▶ 姿势决定健康

什么是**正确的站姿**

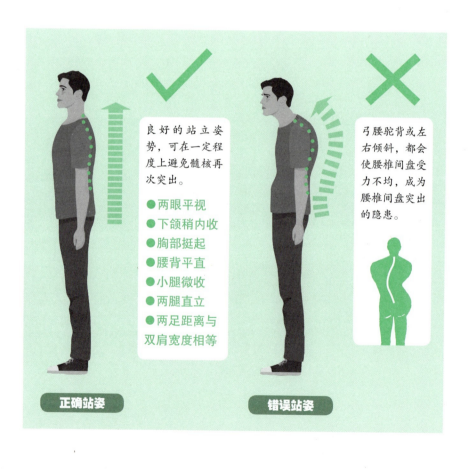

良好的站立姿势，可在一定程度上避免髓核再次突出。
- 两眼平视
- 下颌稍内收
- 胸部挺起
- 腰背平直
- 小腿微收
- 两腿直立
- 两足距离与双肩宽度相等

弓腰驼背或左右倾斜，都会使腰椎间盘受力不均，成为腰椎间盘突出的隐患。

正确站姿　　错误站姿

站立时,应保证人体重力线刚好与腰椎承重力线重合。使全身重力均匀地从脊柱、骨盆传向下肢,再由两下肢传至双足,实现真正的"脚踏实地"。

纠正训练

1. 摩天式

吸气,延展脊柱,双脚与肩同宽,呼气,双手十指交叉,缓慢向头顶延展,眼睛目视双手,保持1分钟。

作用:锻炼脊柱伸肌肌群,重建肩膀、髋关节及负重关节的位置。

2. 靠墙式

双脚打开,与肩同宽,后脑、双肩、臀部、双腿及脚跟靠墙。

吸气,延展脊柱;呼气,收缩全身肌肉;再次吸气放松,重复动作,保持2分钟。

作用:促进所有负重关节的正常解剖位置排列。

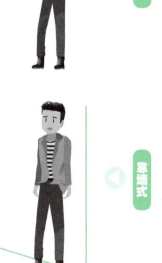

什么是正确的坐姿

人坐着的时候,腰椎承受的压力要比站的时候大,若不注意坐姿,长此以往,腰腿痛就会悄悄来临。

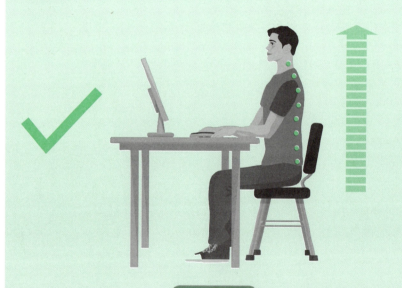

正确坐姿

- 臀部充分接触椅面,腰背挺直,含胸收腹,颈部直立。
- 两肩自然下垂,两腿平放。
- 人体保持"三个直角",即膝盖处形成第一个直角,大腿和后背形成第二个直角,手肘形成第三个直角。
- 双眼平视显示器中央,与显示器保持约60厘米的距离,显示器屏幕上所显示的第一排字最好位于视线下约3厘米的地方。

五种坐姿**最伤腰**

1. 身体过于前倾
坐姿最忌身体过于前倾,这会使腰椎成为孤零零的支撑点,长期下来,人容易出现腰部肌肉的酸胀、疼痛,还会使腰椎错位变形,出现腰椎间盘突出症。

2. 窝在沙发里
这种坐姿,最近流行叫作"葛优瘫"。沙发柔软,让人臀部下陷,此时腰部肌肉得到放松,感觉是很舒服,但由于沙发对腰部支撑力不够,久坐腰肌、韧带容易疲劳,引起腰痛。

3. 椅子只坐一半
坐着时,臀部只与椅子搭个边,背部斜靠椅背。此时腰椎受压且没有承托力,整体下沉,身体的中轴线跟着后移,长久保持这个不良坐姿容易引发腰椎间盘突出,导致脊椎畸形。

4. 趴在桌上
趴在桌上时,脊椎无法保持正常的弯曲状态,容易给椎间盘和腰肌带来伤害,造成腰椎间盘突出及腰肌劳损。

5. 跷二郎腿
跷二郎腿,会造成腰椎和胸椎压力分布不均,引起脊柱变形,诱发颈椎、腰椎问题。

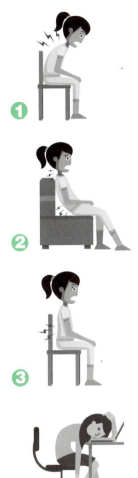
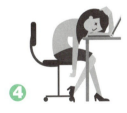
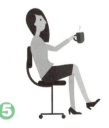

办公族：这样坐才不累

办公一族，常常是一天从早坐到晚，对他们而言，颈痛、腰痛可谓"工伤"。要时刻保持正确坐姿并不容易，我们可以利用一些小技巧，来助上一臂之力。

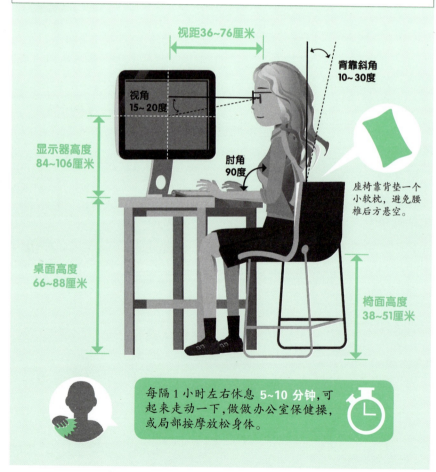

视距36~76厘米

背靠斜角 10~30度

视角 15~20度

显示器高度 84~106厘米

肘角 90度

座椅靠背垫一个小软枕，避免腰椎后方悬空。

桌面高度 66~88厘米

椅面高度 38~51厘米

每隔1小时左右休息 5~10 分钟，可起来走动一下，做做办公室保健操，或局部按摩放松身体。

开车族：这样坐才安全

长时间开车，腰椎间盘承受的压力不仅大且反复变化，若姿势、动作得当，不但有助于缓解驾驶疲劳，还能防止因急刹车、急转弯、颠簸等造成的腰椎损伤。

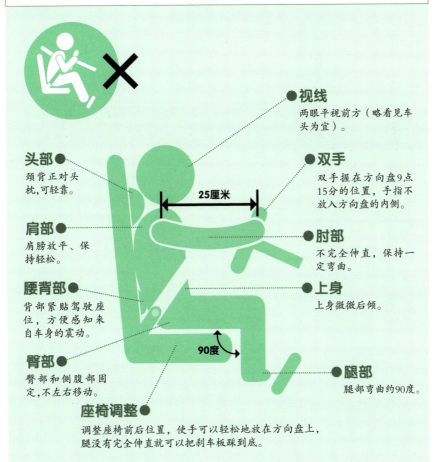

头部
颈背正对头枕，可轻靠。

肩部
肩膀放平、保持轻松。

腰背部
背部紧贴驾驶座位，方便感知来自车身的震动。

臀部
臀部和侧腹部固定，不左右移动。

座椅调整
调整座椅前后位置，使手可以轻松地放在方向盘上，腿没有完全伸直就可以把刹车板踩到底。

视线
两眼平视前方（略看见车头为宜）。

双手
双手握在方向盘9点15分的位置，手指不放入方向盘的内侧。

肘部
不完全伸直，保持一定弯曲。

上身
上身微微后倾。

腿部
腿部弯曲约90度。

弯腰搬重物也得讲姿势

弯腰搬重物时,如果姿势不对,容易扭伤腰,诱发腰椎间盘突出症。

正确:靠近重物,屈膝屈髋,双手持物,伸膝伸髋,搬起重物。

错误:直腿弯腰,大大增加腰椎的负荷。

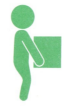

正确:双膝稍微弯曲,物体尽量接近身体。

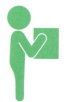

错误:身体前屈,双手前伸。

正确:背运可有效减少腰椎间盘压力。

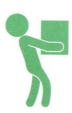

错误:后仰会加重腰椎受力。

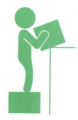

正确:尽量减少放物位置的距离。

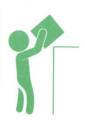

错误:不要上举放物。

什么是正确的睡姿

虽说平卧时,腰椎的负重最小,可人一生中,在床上度过的时间长达三分之一,睡姿问题,轻慢不得。

如果您习惯侧卧,要注意枕头的高度足以保持颈部和其余脊柱在同一个水平,同时适度地屈膝屈髋,使腰椎轻轻地弓起来,两腿之间也垫一个枕头,使髋部平衡也更为舒服。

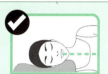

侧睡时,头颈与躯干应基本处于同一水平。枕头应充分填塞面部至肩部间的空隙。

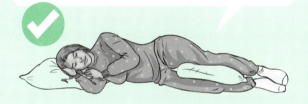

侧卧:枕头高度适中,双腿间垫枕头,缓解脊椎压力。

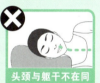

头颈与躯干不在同一水平。

如果您习惯平卧,可以在双膝下面垫一个大的枕头,使膝关节屈曲,这样能够进一步放松腰大肌,从而减轻腰椎间盘之间的压力,同时可以减轻神经根的张力而缓解腰腿痛。

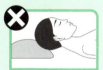

枕头只睡一半,颈椎悬空,不宜。

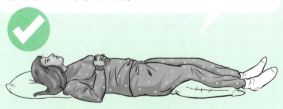

平卧:枕头高度适中,膝下垫枕头,减轻腰部压力。

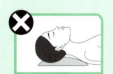

枕头超过肩膀,颈椎受压迫,不宜。

生活行为篇　给腰最好的呵护

姿势决定健康

理想的床，软硬适中

有些床，越睡越疲劳，晨起腰酸背痛，很可能是床垫没选好。

以往人们认为"腰痛要睡硬板床"，如今知识观念已更新，许多研究都指出，软硬适中的床才能使身体释放各处的压力，使脊柱受力均匀，保持正常的生理曲度，更能使腰痛患者的症状得到更快的改善。

睡过硬的床垫时，身体与床垫接触面小，接触部位相对压力增加，脊柱处于紧张状态，舒适度差。

睡过软的床垫，身体中段下陷，难以维持腰椎正常曲度，容易造成肉紧张、痉挛。儿童、青少年、腰椎间盘突出症患者等，更不宜睡过软床垫。

如何选一张软硬适中的床垫

平躺于床垫上，手向颈部、腰部和臀下大腿的下方平伸，看有无空隙。再向一侧翻身，用同样的方法试一试身体曲线凹陷部位和床垫之间有没有间隙。若手能轻易地在缝隙中穿插，即表示床太硬；若身体完全下陷不留缝隙，即表示床太软。若手掌能伸进去，又紧贴缝隙，说明这个床垫软硬适宜。

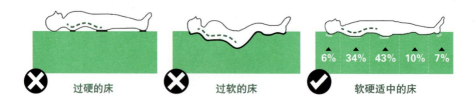

过硬的床　　过软的床　　软硬适中的床

小知识

床垫五花八门，孰优孰劣

棕榈床垫： 质地较硬，透气好。但易被虫蛀或发霉，且用长久了弹性下降，易使头颈体位抬高，故不适宜颈椎病及其他脊椎病患者。

木板床： 可强有力地承托人体，维持脊柱的平衡状态，有利于颈椎病的防治，且经济实惠。但质地太硬，不利于顺应生理曲度，舒适感差，透气性稍差。

席梦思床垫： 贴合脊柱的生理曲线，甚为舒适，透气性佳，但硬度要够，不能过软。

乳胶床垫： 柔软度较好，吸水力强，但弹性和透气性差，易老化。

充气床垫： 易于收藏，携带方便，适用于居家、旅游，但透气性欠佳。

水床垫： 借助水的浮力和比热大的特性，有流动承托、冬暖夏凉等特点，但透气性欠佳。

高枕未必无忧

俗话说"高枕无忧"，但生活中，枕头并非越高越好。合适的枕头，大概是人的一竖拳高。

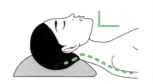

枕头高度适中

走路姿势，关系到腰

行走时，保持身体正常重心，有利于维持脊椎稳定与平衡。

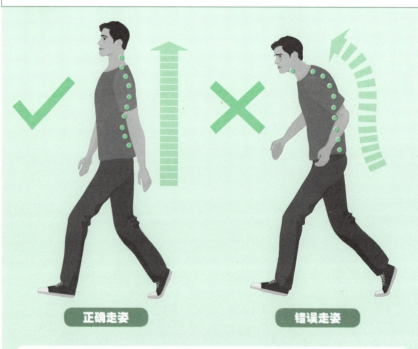

正确走姿　　　　错误走姿

- 双目平视前方，头微昂，口微闭。
- 颈正直，胸部自然前上挺，腰部挺直，收小腹，臀部略向后突。
- 双臂自然下垂，双上臂自然摆动，摆幅30度左右，前摆时肘微屈。
- 下肢举步有力，膝关节勿过于弯曲，大腿不宜抬得过高。
- 步幅因人而异，一般平步为70厘米左右。
- 行走时勿上下颤动和左右摇摆。

七成人跑步姿势不对

跑步是一项简单有效、老少皆宜的运动。然而,调查发现约 70% 人群因跑步姿势不正确令颈椎、腰椎意外受损。

姿势决定健康 — 生活行为篇 给腰最好的呵护

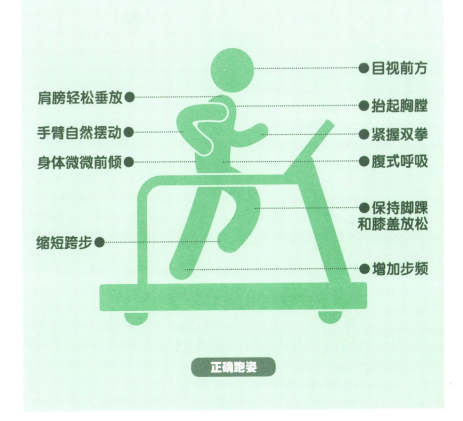

正确跑姿

- 目视前方
- 抬起胸膛
- 紧握双拳
- 腹式呼吸
- 保持脚踝和膝盖放松
- 增加步频
- 肩膀轻松垂放
- 手臂自然摆动
- 身体微微前倾
- 缩短跨步

鞋跟太高，腰椎难受

许多女性爱穿高跟鞋，一踩上，瞬间从矮个子秒变"九头身"，确实美了不少。但是从健康角度来说，鞋跟超过 3.5 厘米，就会伤腰椎。

自然状态下，人体正常直立时重心应在股骨头中心到脚踝关节，此时，肌肉、脚趾都处于正常位置，受力均衡。穿上高跟鞋后，重心会前移，看上去"屁股很翘"，实际上会加重腰椎变形。

此时，腰骶部（系皮带处）的肌肉因受力而变得紧实，腰部线条更好看，但也因受力增大，容易引起腰痛。

重心前移，还会导致脚趾的骨头持续受压迫而容易疲劳，甚至骨折。不仅如此，还可能让脚趾变形，出现踇外翻。

小知识

腰痛患者，如何选鞋

腰痛患者宜穿低跟鞋，鞋跟不宜超过 3 厘米。

当然，鞋底也不能太平、太薄，那样会使身体重力线后移，容易弯腰驼背。

建议选择鞋底有一定厚度的、对足弓部有足够支撑的、软硬适中的、缓冲性较好的鞋子。

PART 2 ▶ 运动的宜与忌

久坐伤腰，勤做"护腰操"

有研究报道，人体每天的弯腰动作有 3000~5000 次。相比之下，每天脊柱往后伸的次数要少得多，只有 60~70 次。而这种不平衡，正是造成脊柱受力不均衡的原因之一。

做护腰操的目的，就是增加腰部后伸动作。

护腰操怎么做

(1) 站起来，双脚与肩同宽，踮起脚尖。
(2) 腰部慢慢稍微往前突出。
(3) 头仰起，目光直视天花板。
(4) 双臂举高，并高于头顶，尽可能伸展。

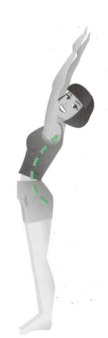

在连续工作了 1~2 个小时之后，站起来做这四个简单的小动作，每次做 10~20 个，如果坚持下来，能起到非常好的预防效果。

早晚"弯弓",远离腰痛

弯弓动作也叫"拱桥动作",就是把腰拱起来,像一座桥梁似的。可以早上起床的时候,在床上练一练,晚上睡觉前再重复一遍。以不觉得疲劳为合适。

练习时可以从简单到复杂:五点支撑法——三点支撑法——飞燕点水法。

五点支撑法

平常不常锻炼者可先做五点支撑法:腿弯曲,用两个脚跟撑着地面,双腿是两个点、双肘是两个点,头后仰着地是一个点,五个点支撑起身体。运动时,腰挺起来算一下,一天做 3 次,一次至少挺 30 下。

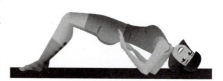

五点支撑法

三点支撑法

五点式支撑法练得顺利了,可以尝试做难度更大的三点式支撑法。方法是在五点支撑法的基础上将双上肢抬离地面。同样一天做 3 次,一次至少挺 30 下。

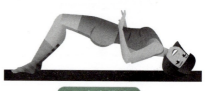

三点支撑法

飞燕点水法

这比三点式支撑法难度更大,运动方法是俯卧,上肢后伸,头与背部尽力后仰,下肢伸直后伸,全身翘起,仅让腹部着床呈一弧形。一天做3次,一次至少挺30下。

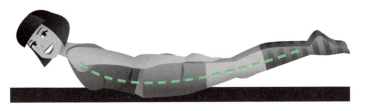

飞燕点水法

小知识

有这些表现,说明腰肌变壮了

挺腰运动坚持一段时间后,你能感觉到腰骶部脊柱旁边的腰背肌像山峰一样鼓起来,这说明腰背肌力量大,以后腰痛就会较少发作,腰椎间盘发病的概率能降低。

普通人可能柔韧性一般,无法达到图片上那样的高度,没关系,至少让腰抬离床面,也能起到锻炼作用。

有"腰突"症可以运动吗?

请记住,运动是预防腰椎间盘突出症复发的最好的"良药"。患者何时可进行体育运动,要视病情来决定。

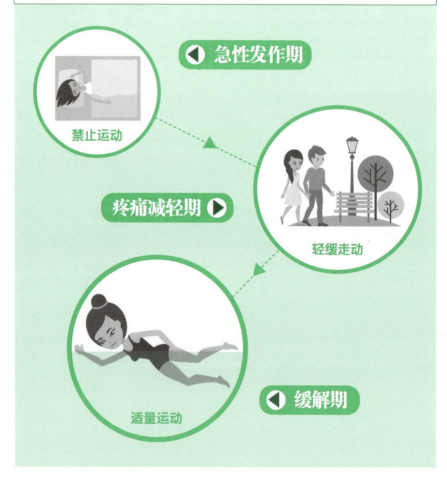

▶ 急性发作期
禁止运动

疼痛减轻期 ▶
轻缓走动

▶ 缓解期
适量运动

运动要适量，不能过度

一般来说，在腰椎间盘突出症的急性发作期（一般指急性疼痛发作两周内），绝对禁止进行体育运动。

随着疼痛减轻，可以在床上抬腿，床边走动，室内走动，走廊走动。慢慢增加运动量，千万不要过量。

在缓解期，或仅存有轻微症状时，可适当参加体育运动。但一定要记住一个原则：循序渐进，适可而止，舒服为度，持之以恒。

确保缓慢进行，并适当控制活动量，切忌突然地、剧烈地运动。毕竟是腰椎已受损，就像维修过的机器无法与新机器比，运动时要格外小心。

最推荐的运动是游泳

推荐指数：★★★★★

说到运动，骨科医生往往最推荐游泳。

其他多数运动，都要求人直立，此时椎骨无法得到很好的休息和调整。而游泳时，人平浮于水面，脊柱只需克服水的阻力而不用克服重力，因此能得到很好的放松和调整。

水的阻力可增加人的运动强度，但这种强度，又有别于陆地上的器械训练，是很柔和的水中训练的强度很容易控制在有氧阈之内，能够很好地维持人体正常的腰椎生理曲度。

有研究发现，人体大腿与脊柱的角度在135度时，脊柱能得到最好的放松。当奋力向前游时，头上顶，颈直背挺，臀夹腿直，就能得到这样的角度。

游泳还能增强腰背肌力量，对腰椎间盘起保护作用。同时，能有效减轻长时间站、坐对椎间盘造成的压迫和损耗。

定期而适度游泳，能保障脊椎间组织的营养供应，从而保持其弹性，提高脊椎抵抗外来冲击的能力。

同时，游泳是一项全身运动。人在游泳时，上肢、颈部、肩背部、腹部及下肢的肌肉均要参加运动；加上水对肌肉的按摩作用，皆可促进全身皮肤及肌肉的血液循环，增强细胞代谢。

游泳还有增强心肌功能、增强抵抗力、健美形体、加强肺部功能、防治静脉曲张、防治失眠或神经衰弱症等好处。

很多游泳爱好者曾患脊柱疾病，通过游泳锻炼，能不知不觉地痊愈。

小知识

游泳壮腰，注意四点

（1）病情：在疾病的急性发作疼痛期不宜游泳，可导致症状加重。

（2）泳式：蝶泳对腰腹力量有较高要求，腰椎间盘突出患者最好避免蝶泳。

（3）时间：游泳时间不宜过长，一般每次游约半个小时，每周游泳2~3次即可，避免腰部过度疲劳。

（4）水温：不宜过凉，温度过低，可使血管收缩，局部血液循环不畅，还可使肌肉收缩，这会诱发颈肩腰腿痛。较适宜的水温是27~30摄氏度。建议患者最好在天气暖和的时间游泳，或选择室内恒温泳池。

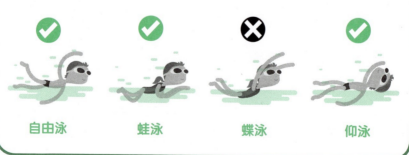

散步好，但别走太快

推荐指数：★★★★

饭后散散步，是一种简便又有益的运动方式。为达到更好的锻炼效果，有些患者会选择"健步走"，即大步快走。实际上，健步走适合健康人群，却不适合腰椎间盘突出症患者。

这是因为，健步走身体起伏大，且脚跟先着地，会对腰椎间盘产生频繁震荡，腰部扭动幅度大，容易加重腰椎间盘突出症症状。所以，散步还是以轻缓为主。

慢跑，要做好热身运动

推荐指数：★★★

快跑肯定不适合有腰病的患者，但慢跑可以使你的背部挺直，从而起到缓慢拉伸腰部韧带的效果，同时慢跑的震荡效果也会增加椎间盘的营养供应。

跑步之前要做好热身运动，选择合适的，最好带气垫的跑鞋。

倒着走，对腰椎好？

推荐指数：★

倒走起源于20世纪70年代，一些田径运动员受伤后，通过这种方法进行身体恢复练习。如今在老年人群体中，也流行倒着走路，认为这对腰好，能治疗腰椎间盘突出症。

从理论上讲，倒走时人重心后移，让腰部和脊柱保持挺拔，确实有反向牵引拉伸的作用。对部分没有手术指征的腰椎间盘突出症患者，确实有一定治疗效果。

但是，这种方法难以长期坚持，且存在安全隐患。由于倒着走过程中，人无法时刻关注身后环境，若地面有石头、宠物、车辆等障碍物，容易摔倒、磕绊,甚至发生生命危险。

倒着走也不能达到治愈腰椎间盘突出的效果。时间长了,还容易造成足部的慢性劳损。若总是扭头看着行进方向,会造成脊柱旋转,反而加重病症。

如果非要倒走,建议在平路或熟悉的环境,有人帮助的情况下进行。

跳广场舞,别弯腰

推荐指数: ★★

现如今,在中华大地上广场舞随处可见。音乐响起,脚步迈开,大妈大叔们随风摇摆,十分潇洒。然而,他们也有狼狈时,比如一不小心,"咔嚓",闪到了腰。

广场舞有各种各样的舞式、动作,关于其利弊,我们很难一语概之。但如果本身已患有腰椎间盘突出症或其他骨科疾病,跳广场舞时,有些动作不能做。

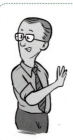

腰椎间盘突出者:控制腰部弯曲

跳广场舞时应适当控制腰部弯曲,尤其是做向前弯腰动作时,要控制好速度、力度和幅度,腰部有疾患的人建议干脆不做。

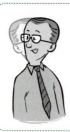

颈椎病患者:转头要慢

颈椎病患者在跳广场舞时,转头的时候要慢,防止出现晕厥;同时少做低头动作,以减轻对颈部的压力。

小知识

闪了腰怎么办

(1) 不宜乱揉,应先平躺下来,让肌肉得到放松。

(2) 闪到腰 48 小时内,应卧床休息,减少活动,冰敷疼痛部位。

(3) 腰痛超过 48 小时,可热敷放松肌肉。

(4) 如果休息后腰痛未见减轻或加重,需尽早前往医院诊治。

患上"腰突"症，这些运动不要做

患上"腰突"症，这些运动不要做：跳绳、篮球、网球、羽毛球、足球、乒乓球、高尔夫、爬楼梯、爬山和高强度健身锻炼等。

这些运动不要做

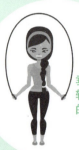

垂直方向较为剧烈的运动

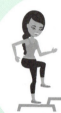

增加腰椎负荷的动作

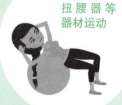

扭腰器等器材运动

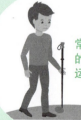

常态性的扭腰运动

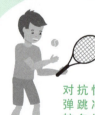

对抗性或者弹跳冲撞比较多的剧烈运动

踩背按摩，**好险！**

35岁的小陈是广州某IT企业的编程师，在医院被检出腰椎间盘突出症后，选择了保守治疗。为求好得快，他下班后总到公司附近的按摩机构寻求按摩。

按摩师的按摩方式是"踩背"，没多久，小陈感觉腰痛有所缓解，便要求对方逐次加大力度。

可没想到，在最后一次按摩过程中，小陈突然发现自己下肢乏力，紧接着，双腿瘫软失去知觉，无法起身站立。

被送往医院检查后他才发现，他的腰椎间盘纤维环破了，原来膨出的腰椎间盘髓核脱入椎管，压迫到马尾神经，出现马尾神经综合征。所幸，他及时接受急诊手术，解除神经压迫，才得以恢复正常。

临床发现，腰椎间盘突出症患者出现会阴部麻木、刺痛、大小便功能障碍等马尾神经功能障碍症状的，有不少是因为不正规的按摩所致。

不少久坐族青睐于泰式按摩，即按摩师踩于其背上，一直不停地游走直到腿部，万一用力不当，就容易踩出大问题。

其实，需要按摩时，表明人体腰椎已产生病变，若是按摩力度过大，很有可能导致错位、滑脱等现象的发生。

社会上，按摩机构鱼龙混杂，按摩师良莠不齐，若真有不适，应该先到医院就诊，辨明原因。如医生认为可进行按摩，则应该到正规的、有资质的医院或诊所，进行对症按摩。

PART 3 ▶ 好心情好饮食

焦虑无益**反伤身**

腰椎间盘突出症患者普遍存在不同程度的紧张焦虑。

持续的疼痛不适、病情的反复发作、睡眠质量的下降、曲折的寻医问药、暂停的经济收入、昂贵的治疗费用、担心日后瘫痪或生活不能自理等，都可能成为焦虑的源头。

而患者多为被动体位，局部肌肉紧张也容易导致精神高度紧张，容易对治疗产生抵触情绪。

在这样的心理压力下，不但难以取得较好的治疗效果，还可能反过来加重疼痛。

因此，患者应该尽量放下思想包袱，改变错误认知。其实，腰椎间盘突出症并非不治之症，大可不必感觉"天塌下来了"，多数患者经非手术治疗都能好转，回归到工作岗位，享受多姿生活。

即便病情复发也无需过分焦虑，情况严重时可用手术解决。近些年，随着技术的发展，腰椎间盘手术已能实现创伤小、恢复快的效果。

患者家属及护理人员应给予充分的关心、安慰和支持，多与患者交谈，鼓励他乐观面对、鼓励他了解先进的治疗信息、多与病友沟通、积极做康复训练等，帮助他书立信心。

若焦虑、抑郁情绪严重，无法自行缓解，应寻求医生帮助。

放松训练，赶走焦虑

呼吸放松训练

(1) 舒适地坐在靠背椅上或躺在床上，双手交叉放在下腹部。

(2) 嘴闭紧，用鼻慢慢吸气、呼气。吸气时，胸部和腹部同时隆起，吸入大量空气后，气往下沉，沉入腹部。

(3) 呼气，胸部、腹部同时向内缩，空气逐渐从鼻孔排出，双手感觉腹部向后背压进，协助胸部将空气排出。反复练习，直到熟练掌握。

(4) 当感觉焦虑时，反复做深呼吸，待全身肌肉放松，你的心情也会跟着放松下来。

肌肉放松训练

躺在床上，用语言向身体的各部位传递信息。

从脚开始，使脚部肌肉绷紧，然后松弛，暗示它休息，随后命令脚小腿、膝盖、大腿，一直到躯干部休息。之后，再从左右手放松到躯干，从躯干放松到颈部、头部、脸部。

这种放松方法，能使人几分钟内平静下来。

饮食调养 五重点

腰痛的患者平时可多摄入一些能增强骨骼强度、肌肉力量,提高恢复功能的营养成分。

特别是要摄取含钙、磷、蛋白质、维生素B族、维生素C、维生素E较多的食品。

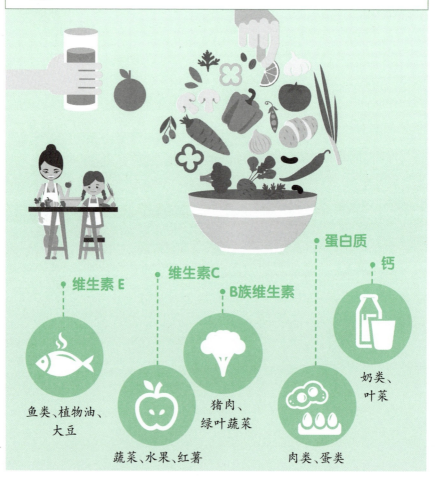

- 维生素E：鱼类、植物油、大豆
- 维生素C：蔬菜、水果、红薯
- B族维生素：猪肉、绿叶蔬菜
- 蛋白质：肉类、蛋类
- 钙：奶类、叶菜

钙是骨的主要成分,要足量摄取,才能维持骨骼健康。另外,血液中的钙离子有安定精神的作用,可以起到缓解疼痛带来焦虑的作用。

蛋白质是形成肌肉、韧带、骨骼、神经等不可缺少的营养成分,这些组织也时时刻刻在进行着更新换代,需要大量新的蛋白质。

B族维生素是神经工作时必需的营养成分,不仅可以缓解疼痛,还可起到消除疲劳的作用。

椎间盘的纤维环部分是由结缔组织形成的。结缔组织的形成离不开维生素C,尤其是在纤维环破裂后修复阶段,更需要大量的维生素C。

维生素E有扩张血管、促进血流、消除肌肉紧张的作用,用于缓解疼痛,减缓组织老化。

治疗前后要补充蛋白质

腰椎间盘突出症在治疗前后要注重适当的补充蛋白质,尽量选择富含优质蛋白质的食品,如奶及奶制品(年纪大的患者最好选用脱脂鲜奶或奶粉)、蛋类等。

治疗中,首先以蔬菜水果为主,蔬菜放一点盐和油煮熟,吃菜喝汤;多吃新鲜水果;留意逐量补充蛋白质,最好选用牛奶、蛋黄、酸奶等;少喝茶和咖啡。

在康复期,饮食中留意补充钙、镁、维生素D以及维生素B族等。假如饮食量少,可以适当吃一些营养补充剂。

一日三餐怎么搭配？记住膳食宝塔

粗细搭配、荤素结合、膳食平衡，这是饮食的基本原则。

中国人的膳食宝塔（2016年版）

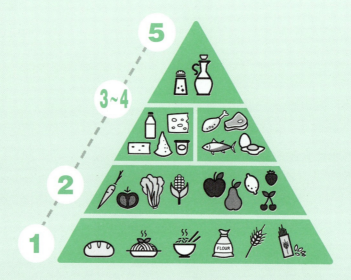

1. 五谷杂粮类：250～400克。
   水：1500～1700毫升/天。
2. 蔬菜类：300～500克。
   水果类：200～350克。
3. 畜禽肉类：40～75克。
   鱼虾肉：40～75克。
   蛋类：40～50克。
4. 奶类及乳制品：300克。
   大豆类及坚果：25～30克。
5. 油：25～30克。
   盐：小于6克。
   少吃脂肪、糖果。

吃什么能补钙

牛奶补钙

真相：性价比高。

牛奶的钙含量比较高。每 100 毫升牛奶，含钙 100 毫克左右。

而同等分量的猪羊鸡鸭肉，钙含量不到 10 毫克，鸡蛋也只有 56 毫克；至于米面谷物，含钙仅十几毫克；大部分蔬菜，从二三十至五六十毫克不等。

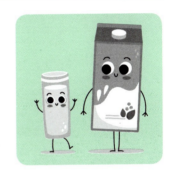

而且，牛奶中的钙与乳清蛋白结合一起，更易被人体吸收。牛奶还含有乳糖和多种氨基酸，也有助于人体对钙的吸收利用。

骨头汤补钙

真相：作用甚微，几百碗才抵得上一杯牛奶。

熬骨汤补钙，有许多人乐此不疲。殊不知，即使是历经四五个小时熬出的老火汤，含钙量也甚微，且人体吸收率低。

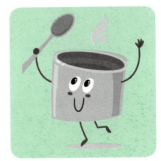

骨头中的钙大部分以羟基磷灰石结晶的形态存在，不溶于水。有人看到骨头汤白白的，以为营养很丰富，其实那主要是一些脂肪。

所以,天天喝骨头汤是不能补到多少钙的。相反,由于腰腿痛后运动量减少,又大量摄入脂肪,可能会导致肥胖。

豆浆、豆腐补钙

真相:得吃一大盘,不实际。

制作豆浆,所需的黄豆量很少。每100克豆浆,钙含量仅5毫克左右。豆汁亦同理。

豆腐钙含量不太高。吃豆腐补钙,不像喝牛奶那么容易。早晚一杯牛奶,就能补几百毫克钙了。全换成吃豆腐,得吃一大盘,不合实际。

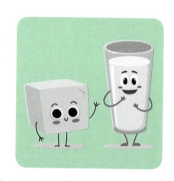

想补钙又对牛奶不耐受的,吃豆腐有一定的帮助,但补钙量可能还是不够,需要吃钙片补充。

蔬菜补钙

真相:焯焯水再吃,钙才补得进。

少部分蔬菜的钙含量,与牛奶相当。但蔬菜里,多含有草酸、纤维素等物质,人体对钙的吸收率并不高。

对于部分草酸量比较高的蔬菜,如菠菜、苋菜、空心菜以及各种野菜,可在正式烹制前先焯水,去除草酸。

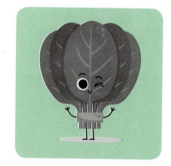

虾皮、芝麻、紫菜

真相：比牛奶还高钙，但没法多吃。

100克虾皮，钙含量达991毫克，是牛奶的9倍多。还有100克黑芝麻，含钙780毫克。100克紫菜干或海带干，钙含量都高于300毫克。

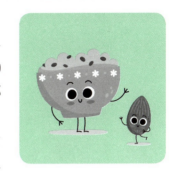

它们的钙含量高是高，但人们吃的量少，最终能摄入的钙也就有限。它们更适合作为辅助的补钙食品。

钙片品种那么多，你买对了吗

市面上的钙片，五花八门，究竟该怎么买呢？
别迷恋什么噱头，最划算的还是吃碳酸钙。

看吸收率？❌

任何类型的钙剂，吸收率都差不多。只要人的胃酸分泌正常，无论吃任何类型的钙，不管是碳酸钙、柠檬酸钙、葡萄糖酸钙、乳酸钙、磷酸钙，或是钙片、液体钙、泡腾片、口服液还是咀嚼片，吸收率都一样。

有些人迷信"高价钙"，比如氨基酸螯合钙。它们吃进肚子里，其实与别的钙无异。

看钙含量？✓

补钙最划算的，要数碳酸钙。

这是因为，在常见钙化合物中，碳酸钙的含钙量最高，达 40%。其他常见钙化合物的含钙量较低：柠檬酸钙 21%，乳酸钙 13%，葡萄糖酸钙 9%。

这就意味着，如果想补 300 毫克钙，吃同样重量的钙片，碳酸钙的钙片，你可能只需要吃 1 片就够了，而柠檬酸钙得吃 2 片，乳酸钙得吃 3 片，葡萄糖酸钙得吃 4 片。

碳酸钙的价格也相对便宜。

不过，碳酸钙的缺点也很明显，它与胃酸反应后，会产生二氧化碳，吃了容易腹胀，不适合消化不好的、便秘的人群。

看溶解率？✗

"液体钙"价格较高，卖得很火。因为人们相信，液体钙溶解度高，就更好吸收。其实，对胃酸分泌正常的人，这都不算事，没必要在意溶解度。

胃液不是水，而是强酸，任何钙片进到胃里，都会很快溶解。所以，钙片的溶解度高低，对钙吸收影响并不大。

当然了，如果你胃酸缺乏，患有萎缩性胃炎，那么最好还是选择可溶性钙。

液体钙、口服液自然是可溶性的。葡萄糖酸钙、乳酸钙就是常见的可溶性钙，口感也好，常用于婴幼儿钙剂。柠檬酸溶解度也高。

看天然钙？✗

有一类补钙产品自称"天然钙"，如牦牛骨粉、牡蛎粉。然而，"天然钙"与矿物质钙，并无多大差别，若处理不好，反而不安全。

动物骨头除了含有钙，还含有对人体有害的铅、锰、铬、汞等重金属，含有很大比例的磷。

贝类磨成的粉，与骨头粉一样，除含钙以外，还含有对人体无益的杂质。贝壳里含有的胶质，还会将钙包裹，导致钙的吸收率非常低。

小知识

钙片，这样吃最有效

少量多次

同样是碳酸钙，宁愿一片 200 毫克，每天吃 3 次，效果好于每天吃 1 片 600 毫克的。效率起码可以高 50% 以上。这是因为，当吃进去的钙较少时，钙的吸收率会较高，而吃得越多，吸收率反而越低。突击式补钙，偶然想起来才吃钙片，并无太大效果。

随餐吃

吃钙片，宜在吃饭的时候吃，或者饭后马上吃。空腹服用钙片时，胃酸浓度高，钙吸收很快，特别是当大剂量服钙时，容易使血钙水平升高过快。

这样补钙，最实惠

市场上钙片大多几十元 100 粒。作为食品添加剂的钙剂（如碳酸钙、乳酸钙或柠檬酸钙等）却非常便宜，通常十几二十元 500 克，相同量的价格不到钙片的 1/5。在做菜或煲汤时，像加盐一样，将钙剂加到菜或汤中，这样补钙既方便又实惠。

别宅在家，多晒晒太阳

光补钙还不行，要同时多摄取维生素 D，因为维生素 D 能帮助身体更有效地吸收钙质。动物肝、奶、禽蛋，特别是鱼肝油中的维生素 D 含量尤为丰富，可以多吃些。

另一种天然的维生素 D 摄取方式是晒太阳，阳光中的紫外线照在皮肤上，可使皮肤合成维生素 D。患者应尽可能多在户外晒晒太阳。上午 9—10 时，下午 4—7 时，阳光中紫外线增多，是储备体内维生素 D 的大好时间。

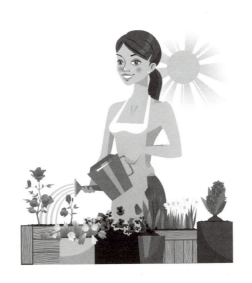

多吃果蔬防便秘

由于卧床时间较长使肠蠕动减慢,或因不愿劳烦家人而抑制排便,腰腿痛患者容易便秘。便秘时排便用力会使腹压增加,可能使病情加重。

因此,患者应少食多餐,多吃蔬菜、水果及粗粮,脂肪较高的食物尽量少吃,避免引起大便干燥。或每日睡前、晨起饮用白开水、淡盐水、蜂蜜水,防止便秘。

已发生便秘者,可以在医生指导下,用开塞露或其他药物通便。

切忌乱服泻药或抗生素,以免肠道功能紊乱及菌群失调,加重便秘或导致其他并发症。

此外,按摩揉腹法对缓解便秘症状也有帮助,具体做法是:

仰面躺在床上,用手掌绕肚脐按顺时针方向按摩10~15分钟,每天睡前和早上起床各按摩1次。

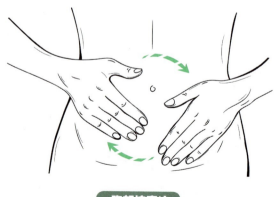

腹部按摩法

少吃辛辣**防咳嗽**

先说说为什么一咳嗽腰腿痛就加重。

每当咳嗽或打喷嚏时,胸腔内压力升高,胸腔内由脑到心的静脉外壁受压,内部静脉压也会升高。这种变化,会使脑脊液压升高,继而使脊髓外面的硬膜囊膨胀进一步挤压神经根,导致疼痛、麻木加重。

咳嗽时,腹内压也会瞬间加大,可直接加大对腰椎神经根的挤压,加重腰腿痛症状。

所以,如患有腰腿痛,又有咳喘病史,应少吃或不吃辣椒等刺激性食物。

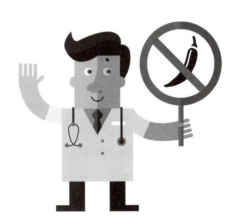

戒烟戒酒，势在必行

吸烟伤肺，仿佛人人皆知，但很少人知道，吸烟还会诱发慢性腰痛。

越来越多的资料表明，吸烟是慢性腰痛的发病原因之一，而且影响其治疗效果。

临床观察发现，腰椎间盘突出症患者吸烟的比例较高，其症状也往往较重。国外统计资料表明，同样是腰椎间盘突出症，使用相同的手法治疗，吸烟者恢复情况不如不吸烟者。吸烟者容易遗留有部分症状，但戒烟后可以消除。吸烟可以增加腰椎术后再手术风险。

这是因为，吸烟时许多有害物质，尤其是尼古丁，会被吸收进入血液，使小血管收缩痉挛、口径变细、减少对腰椎的血液供应。另一种有害物质一氧化碳，则置换血液红细胞内的氧，使腰椎间盘本来就不充足的营养更加减少，促使退变过程加重。

吸烟还可引起慢性支气管炎，导致经常性咳嗽，咳嗽时，腰椎间盘受到的压力增加，也可以诱发腰椎间盘突出症。

酒的代谢产物是乳酸，发病时饮酒，乳酸会影响水肿的代谢，不利于水肿消除。所以说，在腰椎间盘突出症发病时尽量不要饮酒。

药膳食疗，增强体质

许多老百姓钟爱药膳食疗，会在食物中添加中药材，来营养机体、增强体质。以下为几个适合腰椎间盘突出症的食疗方，可以根据自身具体情况进行选用。

【当归生姜羊肉汤】
方法：当归 50 克，生姜 50 克，羊肉 500 克，加盐，熬汤食用。
作用：通阳活血止痛，适合寒重者。

【黑豆核桃猪肾汤】
方法：黑豆 90 克，核桃 60 克，猪肾 1 对，共煮熟后食用。
作用：益肾填精，滋养椎间盘。

【腰花粥】
方法：猪肾 1 对，粳米 100 克，葱白、味精、姜、盐、黄酒各适量。猪腰子洗净去筋膜，切成小块，入沸水中略烫备用。粳米洗净，加水适量小火熬成粥，加入腰花及上述佐料，煮沸后食用。
作用：适于腰椎间盘突出兼有腰膝软弱、步履艰难的患者。

PART 4 ▶ 呵护特殊人群

孕妇，体重别超标了

十月怀胎，对每一位妈妈来说，是一件幸福而又充满期待的事，而随着肚子一天天变大，腰椎的负担也日益沉重。许多准妈妈到了孕中晚期，便出现腰酸、腰痛。

其背后的原因是，当胎儿逐渐长大，孕妇的身体重心会前移，增加了腰椎屈度，这种力线的改变会使腰椎间盘受力不均。

加上现在生活条件好，不少孕妇生怕孩子不够营养而胡吃海喝，造成体重超标者比比皆是，这对腰椎而言又无异于雪上加霜。

当到怀孕末期时，孕酮和松弛肽两种激素的分泌增加，能促使骨盆韧带松弛，以便胎儿顺利分娩，但同样地，腰椎的韧带也会因此处于松弛状态，不能很好地为腰椎提供足够的力量支持，增加了诱发腰椎间盘突出的风险。

带娃姿势不对，腰痛跟着来

分娩对女性的腰椎，也是一次考验。

顺产过程中，持续的腹压增加，是造成腰椎间盘突出的巨大隐患。无痛分娩或剖宫产的麻醉过程，也可加重突出症状。

还有更多的人是在产后带娃期间落下了腰病。无论抱孩子、喂奶（如下图），还是给孩子洗澡、换衣服，都经常要弯腰久坐，如果姿势不对，容易导致腰椎间盘受力增加，增加腰椎间盘突出风险。

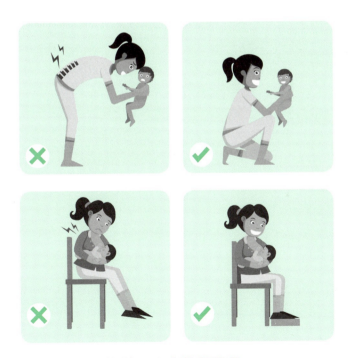

抱娃，注意你的姿势

青少年竟然也"腰突"？

腰椎间盘突出症，以往被视作成年病，而如今，门诊中青少年的比例却日益增加，且年龄日益走低。

外伤是最大的诱发因素

青少年椎间盘尚未开始退变，但腰椎在轻度负荷并快速旋转时，间盘纤维环最易受到破坏，因此外伤是青少年患腰椎间盘突出症的主要原因。

这些外伤常常是运动造成的。做体育锻炼的力度、强度要适可而止，且要有自我保护意识，尤其在做弯腰、投掷、过度后仰（倒腰/下腰）等动作时应注意，防止腰部过度劳累。

椎间盘柔韧性不足

随着生活水平提高，孩子的青春期普遍提前，女孩子在11~14岁、男孩子在12~15岁时快速长高，使得软骨板骨化迅速，而椎间盘发育不完全，髓核含水量较高，胶原蛋白含量较少，椎间盘柔韧性不足。腰部肌肉力量也明显不足，于是在突然的外力作用下，很容易发生椎间盘突出。

经典答疑

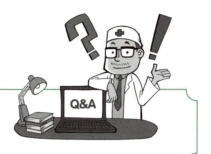

◆ 问：我常常做按摩和 SPA，怎么还总是腰痛？

答：其实，要预防腰痛，通过主动运动才是最有效。最好是全身有氧运动，比如游泳、跑步等。在下班后或者节假日进行适度的有氧运动，不仅能调节身心，更能在一定程度上预防腰椎疾病。

◆ 问：能做仰卧起坐，说明腰好？

答：能做多少仰卧起坐，跟个人身体素质有关，经常锻炼的人做得多，不常锻炼的人自然会做得少。况且，仰卧起坐主要用腹肌，测不了腰部力量。

同理，做仰卧起坐也不会缓解腰部酸痛。久坐伤腰，说的是腰背部的肌肉容易受损。可仰卧起坐锻炼的是腹肌，比如腹直肌、腹外斜肌、髂腰肌等。

◆问：腰椎间盘突出症患者，能仰卧蹬车吗？

答：仰卧床上，双腿向上似蹬自行车状。每天早晚各1次，每次10～15分钟，此方法是广大患者推荐的一种腰椎间盘突出症的锻炼方法。

但这种运动方式只适用于病情不是特别严重的腰椎间盘突出症患者。若是术后早期或病情偏重患者，不推荐采纳此动作。

◆问：腰椎间盘突出后，为何一条腿粗，一条腿细？

答：腰椎间盘突出后，压迫神经根并造成损伤，导致该神经根支配区域的下肢肌肉病变，主要表现为肌肉萎缩、肌力减退。肌肉萎缩会表现为两下肢粗细不同。

例如当骶1神经根遭到压迫时，由于其所支配的是小腿三头肌肌肉，会造成患者两侧小腿粗细不同，患侧下肢变细。

此外，患者由于疼痛，行走或站立时，很自然将更多的负重移向健侧肢体，导致患侧肢体活动减少，肌肉发生废用性萎缩也是原因之一。

肌肉萎缩早期可能不甚明显，目测常难以察觉。准确的方法是用带尺在两下肢相同部位测量，还可以将测定的数据记录下来，以备以后随访比较。

经过正规治疗后，若神经压迫被解除，肌肉萎缩通过肌肉康复训练，会逐渐获得一定程度的恢复。

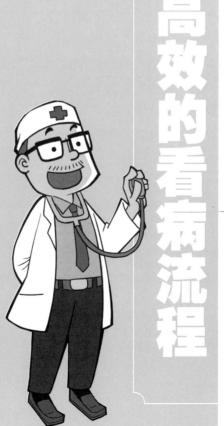

高效的看病流程

聪明就医篇

PART 1 ▶ 高效挂号

腰椎间盘突出症**到底看哪个科**

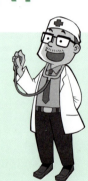

骨科（或脊柱外科）——以手术为主
神经外科——以手术为主
神经内科——以口服药物为主
疼痛科——以神经阻滞为主
康复科——以运动和理疗为主
中医科——以针灸按摩推拿为主

腰椎间盘突出症患者就医要根据病情来选择就诊科室。患者有必要先做好检查，明确诊断，才能知道什么治疗方法更适合自己。

当初次发病时，看骨科、康复科、疼痛科都可以，医生会通过你的症状、体格检查、影像检查等，对你的病情进行分析诊断，并给你合理的建议。

如果病情反复发作，且自我感觉严重，那么建议去看脊柱外科或骨科，必要时采取手术治疗。

值得注意的是，就医一定要选择正规的医院。并且，未作正式确诊前，切勿盲目做推拿按摩、牵引、用药等治疗，以免"治病不成反致病"，到时追悔莫及。

预约挂号，你该知道这些

挂号方式多样选

利用各种各样的互联网或移动互联网工具进行预约挂号，不仅会节省大量排队挂号的时间，一些难得的号源也有更大的机会获得，而且，预约方式通常可以具体到时间段，可以更自由地安排就医，减少与工作生活的冲突。

预约挂号要注意的问题

◆注意医院号源放出的时间，不同挂号平台会有不同的放号时间，错过这个时间段，一些抢手的号源会更难得到。

◆注意不同预约方式的有效预约时间，如提前一周或两周。

◆知晓不同预约方式的服务时间。部分网络预约是 24 小时，也有一些夜间（00:00—07:00）停止服务。

◆不要爽约。如有特殊情况，要提前取消。

◆有不同院区的医院，预约时应该看清楚医生出诊地点。

◆一些预约方式仅支持有该院诊疗卡者，初诊者可以尝试别的方式。

◆如果是首诊患者或是需要全面复查的患者，由于可能需要检查血糖、血脂、肝功、肾功、血流变、腹部 B 超等多项指标，就应当空腹去医院。建议就诊前一天 20:00 起禁食，就诊当天选择 8:00—9:00 时段空腹就诊。

◆复诊的目的如果只是取药，可以在家正常服药和进餐之后再去医院。

◆对自己病情变化的新情况,如头痛、头晕、手足发麻、胸闷、心悸等以往没有的症状,何时出现,应做好详细记录。

就诊前要准备的资料

(1) 病历。保存好过去的门诊病历,切不可看一次病换一本病历。

(2) 收集每次做的辅助检查,如X光、CT、MR等,切不可因检查结果正常而扔掉,因为随着病情发展,有些检查可能出现问题,完整的检查资料可以提供病情何时变化的准确时间。

(3) 收集相关的化验资料。

(4) 血压监测数据。准备好自己在家中监测的血压数据。

(5) 住院病历。如曾因病住院,一定要把住院病历,以及X光片、CT、MR等重要检查结果复印一份,这样不仅能为医生提供参考,还可避免不必要的重复检查,省钱省事。

(6) 用药情况。把自己目前的用药情况告知医生,可写在纸上。说不清药名时,可将药盒一起带来,医生一目了然。

常用预约挂号方式一览（广东省）

广州市卫生局统一挂号平台：http://www.guahao.gov.cn。
医院官方网站：部分医院官网开通预约功能，一般在医院网站首页。
第三方网络挂号平台：健康之路、挂号网、医护网等。

健康之路：400-6677-400。
电信：114。
移动：12580。

医院微信公众号：关注就诊医院微信公众号服务号便可预约。
打开微信APP"微信→钱包→城市服务→挂号平台"。

打开支付宝APP"支付宝→城市服务→挂号就诊"。

目前仅有部分医院开发了相应APP。
第三方挂号APP及其微信公众号、微医APP及其微信公众号、160就医助手APP及其微信公众号、翼健康APP及其微信公众号。
不同服务平台号源不一，可作不同尝试。

各医院门诊预约挂号人工服务台方式与一般现场挂号相似。
各医院门诊挂号自助机：需要注册或办理诊疗卡，兼具付款以及验单查询功能。
"微导诊"现场扫码预约。

需要复诊的患者可以现场让医生预约下一次就诊时间。

PART 2 高效沟通

如何与医生**高效沟通**

在诊室里,与医生面对面交流时,你或许只有短短的几分钟时间。如何利用好这几分钟,完成与医生之间最有效的沟通,这很大程度取决于你的就诊前准备。

医生的这些问题,你会准确作答吗

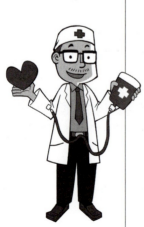

◆ 一般情况
年龄 / 性别 / 职业;
平时生活习惯;
家族健康情况。

◆ 发病情况
症状;
发作部位;
发作的时间、次数、持续多久、能否自我缓解;
发作前有无外伤、感冒、咽喉炎、中耳炎等;
既往是否有过类似发作,有无进展变化。

◆ 诊疗情况

有无去其他地方看过；

有无做过相关检查，结果是什么；

有无做过相关治疗，效果如何；

是否服过药物。

◆ 其他疾病情况

有无产伤、颈椎先天性畸形、龋齿等病史；

有无高血压病、糖尿病、高血脂、肾病等病史，平时用什么药；

有无过敏史。

就诊前，准备好这些答案，最好列一张清单。并记下自己迫切想了解的问题。

回答医生这些问题时，最好简明扼要，并能反映病情的特点。

举例说明

	有效陈述 √	无效陈述 ×
感受	头痛、头晕、手麻、下肢无力等具体感受	感觉不舒服
部位	左下肢、左侧无名指和小指等具体部位	到处都不好
时间	1个星期、1个月等具体时间	很久了
诱因	扭伤后、感冒后	莫名其妙
处理	贴了(吃了)叫××的止痛膏(药)	诊所医生开的不知什么药

如何向医生准确描述疼痛

疼痛往往是身体发给我们的疾病信号。但疼痛是主观感觉,因人而异,所以,准确向医生描述你的疼痛非常重要。

哪里痛?
疼痛部位、范围多大、哪里最痛。

什么时候痛?
疼痛开始时间、痛多久了。

怎么痛法?
疼痛的性质,如酸痛、刺痛、电击样痛、一碰就痛、咬噬痛、牵拉样痛、烧灼痛、刀割样痛、麻痛、胀痛、隐痛、闷痛等。

有多痛?
轻微痛、轻度痛、中度痛、重度疼痛、剧烈疼痛等。

什么情况下痛?
什么情况会诱发或加重疼痛?什么情况下可以缓解?

有其他症状吗?
如恶心、头晕、发热、眼花等。

小知识

疼痛10分，你的痛有几分

有时，医生会用数字评分法来评估你的疼痛（如下图）。

（1~3分）轻度疼痛：有疼痛但可忍受，生活正常，睡眠无干扰。

（4~6分）中度疼痛：疼痛明显，不能忍受，要求服用镇痛药物，睡眠受干扰。

（7~10分）重度疼痛：疼痛剧烈，不能忍受，需用镇痛药物，睡眠受严重干扰，可伴内脏功能失调或身体无法自如变换姿势。

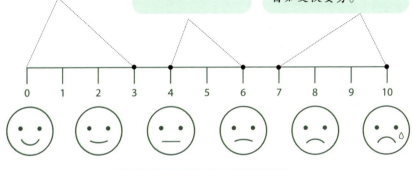

疼痛10分，你的痛有几分？

家庭医生 医学科普丛书

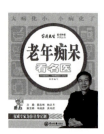

《老年痴呆看名医》

主编简介：
姚志彬，中山大学教授，博士研究生导师，广东省医学会会长。
陆正齐，中山大学附属第三医院神经内科主任，教授，博士研究生导师。

内容简介：
阿尔茨海默症是老年人痴呆的重要原因，它不是正常的老化，而是一种疾病！它不仅夺走患者的记忆，也可能让他们丧失思考、行为的能力，给家庭带来困境。本书将告诉您如何尽早发现老年痴呆的苗头，并积极处理；告诉您如何科学爱护大脑，让它更年轻。同时，也为有老年痴呆患者的家庭提供具体可行的日常照护指引。

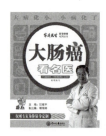

《大肠癌看名医》

主编简介：
汪建平，中山大学附属第六医院结直肠外科主任，中华医学会理事，广东省医学会副会长，广东省医师协会副会长。

内容简介：
大肠是健康的"晴雨表"，很容易随身体状况的变化而发生问题，而人们最易忽视细微的身体变化，如最常见的便秘和腹泻，这其中可能隐藏着重大疾病，比如逐年高发的大肠癌。本书最重要的目的，是要带给读者一个忠告：是时候关心一下您的肠道了。关注自己的肠道，会带来无比珍贵的健康。

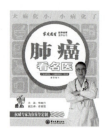

《肺癌看名医》

主编简介：
何建行，广州医科大学附属第一医院院长，胸外科教授，卫生部有突出贡献中青年专家，国务院政府特殊津贴专家，中央保健专家，中国十大口碑医生，广东省医学会胸外科学分会首届主任委员。

内容简介：
肺癌，一直高居我国癌症发病率的第一位。为什么会患上肺癌？早期怎么发现？该做哪些检查？如何选择治疗方案？……种种问题困扰着患者和家属。本书以通俗的语言、图文并茂的方式，全面介绍肺癌的病因、检查及治疗手段，为肺癌患者提供医、食、住、行全方位指引。

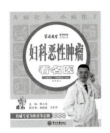

《妇科恶性肿瘤看名医》

主编简介：

李小毛, 中山大学附属第三医院妇产科主任兼妇科主任,教授,博士研究生导师,妇产科学术带头人。

内容简介：

为什么会患上妇科恶性肿瘤？早期如何发现？做哪些检查能尽快、准确知晓病情？选哪种治疗方案？出院后,身体的不适如何改善？……本书以通俗的语言、图文结合的方式,介绍宫颈癌、子宫内膜癌、卵巢癌的病因、相关检查、治疗、高效就医途径等,为妇科恶性肿瘤患者提供医、食、住、行全方位指引。

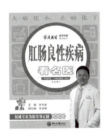

《肛肠良性疾病看名医》

主编简介：

任东林, 主任医师,医学博士,外科学教授,博士研究生导师,中山大学附属第六医院运营总监,肛肠外科、中西医结合肛肠外科、盆地治疗专科主任,中国中西医结合学会大肠肛门病专业委员会主任委员,世界中医联合会肛肠专业委员会副主任委员。

内容简介：

我国肛门直肠良性疾病患者数以亿计。最常见的肛肠良性疾病包括痔、肛瘘、肛裂、肛周脓肿、肛周肿物、藏毛窦等等。肛肠为何会生病？如何防？如何治？本书以活泼的语言、生动的图示,为您介绍科学、准确的医学知识,力求切实为患者排忧解难。

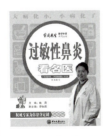

《过敏性鼻炎看名医》

主编简介：

赖荷, 广州医科大学附属第二医院过敏反应科主任,主任医师,中华医学会变态反应学分会常务委员,中国医师协会变态反应医师分会常务委员,广东医学会变态反应学分会主任委员。

内容简介：

在21世纪,过敏成了一种"时代病"。其中,过敏性鼻炎在全球的发病率为10%~25%,有逐年增加趋势。有人认为,过敏性鼻炎不治也没什么大不了。事实上,有30%~40%的过敏性鼻炎会继续发展成为支气管哮喘。本书旨在普及过敏性鼻炎的医学常识,图文并茂,语言力求通俗易懂,为过敏性鼻炎患者提供医治、养护贴心指引。

家庭医生 医学科普丛书

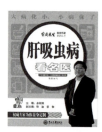

《肝吸虫病看名医》

主编简介：

余新炳，中山大学教授，博士研究生导师，国家医药监督管理局药物评审专家，广东省寄生虫学会理事长。

内容简介：

得了肝吸虫病该怎么办？需要做哪些检查？有没有遗传性？如何确定体内已无虫卵？怎样预防这种疾病？本书以简明、通俗的语言，向读者介绍肝吸虫病的致病原因、自检方法、治疗手段和预防措施等知识，同时，还提供一些高效就诊的小技巧，既突出阅读的趣味性，又兼顾知识的系统性和全面性，使读者可以轻松掌握肝吸虫病的基本知识。远离肝吸虫病，从这里开始吧！

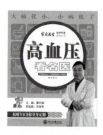

《高血压看名医》

主编简介：

董吁钢，中山大学附属第一医院心血管医学部主任，教授，博士研究生导师，广东省医学会心血管病分会高血压学组组长。

内容简介：

我国的血压控制率只有6.1%。高血压患者中约75%的人吃了降压药，血压还是没有达标。吃药为啥不管用？血压高点有啥可怕？为何要严格控制血压？顽固的高血压如何轻松降下来？防治高血压的并发症有何妙招？……以上种种疑问，在本书里都能找到您看得懂的答案。

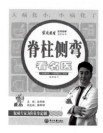

《脊柱侧弯看名医》

主编简介：

杨军林，中山大学附属第一医院脊柱侧弯中心主任，教授，广东省新苗脊柱侧弯预防中心主任，中华医学会骨科分会小儿骨科学组委员，中国康复医学会脊柱畸形委员会副主任委员。

内容简介：

什么是脊柱侧弯？如何自查脊柱侧弯？脊柱侧弯要怎么矫正？会不会耽误孩子的学习和发育？……本书以通俗的语言、图文并茂的方式，全面介绍了脊柱侧弯的成因、检查和诊治办法，为脊柱侧弯疾病患者提供了医、食、住、行全方位指引。

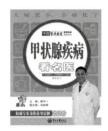

《甲状腺疾病看名医》

主编简介：
蒋宁一，中山大学孙逸仙纪念医院核医学科主任医师，教授，博士研究生导师，中华医学会核医学分会治疗学组组长。

内容简介：
当今生活压力大，节奏紧张，甲状腺疾病的发病率有上升趋势。常见的甲状腺疾病有哪些？甲状腺疾病该如何治？……本书以通俗易懂的语言、生动活泼的图片聚焦甲状腺疾病，向广大读者介绍甲状腺的生理功能及其常见病的防治知识。患者最关心、最常见、最具代表性的疑问都能从本书中得到解答。

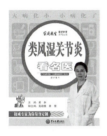

《类风湿关节炎看名医》

主编简介：
戴冽，中山大学孙逸仙纪念医院风湿免疫科主任，教授，博士研究生导师，广东省医学会风湿病学会副主任委员。

内容简介：
"活着的癌症，不死的僵尸"，是人们对风湿免疫性疾病的常见形容，类风湿性关节炎则是这类病的典型代表之一。好端端的，为什么就招惹了这个病？早期，如何发现该病的蛛丝马迹？就医时，怎么才能找对门路，少绕弯子？治疗时，怎样遵医嘱，科学用药？衣食住行中，如何全面呵护自己，改善病情……以上种种问题的答案，都以晓畅的语言、生动的配图，尽情呈现在本书中。

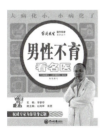

《男性不育看名医》

主编简介：
邓春华，中山大学附属第一医院泌尿外科教授，博士研究生导师，中华医学会男科学分会候任主任委员。

内容简介：
二孩政策全面放开，孕育话题再次被引爆。然而，大量不育男性却深陷痛苦之中。不育男性如何通过生活方式的调整走出困境？医生如何借助"药丸子""捉精子""动刀子"等手段，让患者"绝处逢生"？患者与男科医生之间如何高效沟通？……本书语言通俗易懂，不失为男性不育患者走出困境的一份贴心指引。

家庭医生 医学科普丛书

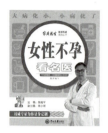

《女性不孕看名医》

主编简介：
张建平，中山大学孙逸仙纪念医院妇产科教授，博士研究生导师，学术带头人，中华妇产科学会妊娠期高血压疾病学组副组长。

内容简介：
不孕不育，一种特殊的健康缺陷。不孕女性需要做哪些相关检查和治疗？如何通过生活方式的调整走出困境？女性不孕患者的诊治有怎样的流程？试管婴儿能解决所有的问题吗？……本书以通俗易懂的语言，全面介绍了女性不孕的病因、相关检查、治疗手段及高效就医途径，不失为女性不孕患者走出困境的一份贴心指引。

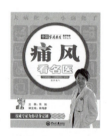

《痛风看名医》

主编简介：
张晓，广东省人民医院风湿科行政主任，中国医师协会风湿免疫科医师分会副会长，广东省医师协会风湿免疫分会主任委员，广东省医学会风湿免疫分会副主任委员。

内容简介：
得了痛风，便再也摆脱不了随时发作的剧痛？再也离不开药罐子的生活？再也无缘天下美味，只能索然无味地过日子？……专家将带给您关于痛风这个古老疾病的全新认识：尿酸是可以降的，痛是不需要忍的，而美食同样是不可辜负的。本书以图文并茂的方式，给痛风及高尿酸血症患者提供了医、食、住、行的全方位指引。

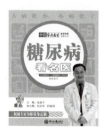

《糖尿病看名医》

主编简介：
翁建平，中山大学附属第三医院教授，博士研究生导师，内分泌科首席专家，现任中华医学会糖尿病学分会主任委员。

内容简介：
怎样知道自己是否属于糖尿病高危人群？患了糖尿病，如何通过饮食方式的调整、行为方式的改变以及药物治疗来稳定血糖？如何有效地与医生沟通？……本书以通俗易懂的语言、图文并茂的方式，全面介绍糖尿病的病因、相关检查、治疗手段及高效就医途径，给糖尿病患者提供了医、食、住、行的全方位指引。

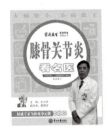

主编简介：

史占军，南方医科大学南方医院关节与骨病外科主任，教授，主任医师，博士研究生导师，广东省医学会关节外科学会主任委员。

内容简介：

中老年膝关节疼痛占了骨科门诊的二分之一，主要原因就是膝骨关节炎。生活中怎么才能养护膝骨关节，延缓其退化？跑步、爬山如何不伤膝？得了膝骨关节炎如何选择合适的运动方式？疼痛如何避免？……本书以通俗易懂的语言，图文并茂的方式，为膝骨关节炎患者提供了医、食、住、行的全方位指引。

《膝骨关节炎看名医》

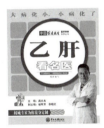

主编简介：

高志良，中山大学附属第三医院肝病医院副院长，感染性疾病科主任，教授，博士研究生导师，广东省医学会感染病学分会主任委员。

内容简介：

本书由著名肝病专家高志良教授主编，聚焦乙肝话题，进行深度剖析：和乙肝病毒感染者进餐会传染乙肝吗？肝功能正常需不需要治疗？乙肝患者终生不能停药吗？乙肝妈妈如何生下健康宝宝？患者与医生之间如何高效沟通？……想知道答案吗？请看本书！

《乙肝看名医》

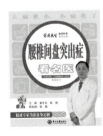

主编简介：

黄东生，中山大学孙逸仙纪念医院脊柱外科教授，主任医师，博士研究生导师，广东省医学会脊柱外科学分会前任主任委员，中国医师协会骨科医师分会脊柱畸形委员会委员，国际内固定学会AO脊柱培训中心主任。

内容简介：

腰痛缠身，是否意味着患上了腰椎间盘突出症？腰椎间盘突出症患者，如何治疗、保健、聪明就医？本书以通俗易懂的语言、图文并茂的方式，介绍腰椎间盘突出症的症状、病因、治疗、日常保健及高效就医知识，为腰椎间盘突出症患者提供了医、食、住、行的全方位指引。

《腰椎间盘突出症看名医》

家庭医生 医学科普丛书

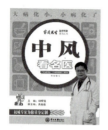

《中风看名医》

主编简介：

胡学强，中山大学附属第三医院神经病学科前主任，教授，博士研究生导师，广东省中西医结合学会脑心同治专业委员会主任委员。

内容简介：

中风又称脑卒中。中风先兆如何识别？中风或疑似中风，要做哪些相关检查和治疗？中风救治一刻千金，其诊治的标准流程是怎样的？如何调整生活方式，防患于未然？……本书以通俗易懂的语言，全面介绍了中风的病因、相关检查、治疗手段及高效就医途径，为中风患者提供了医、食、住、行全方位指引。

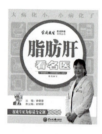

《脂肪肝看名医》

主编简介：

钟碧慧，中山大学附属第一医院感染科主任，教授，博士研究生导师，广东省医学会肝脏病学分会脂肪肝学组副组长。

内容简介：

随着饮食结构和生活习惯的改变，脂肪肝已成为我国第一大慢性肝病。怎样知道自己是否有脂肪肝？脂肪肝有哪些危害？患了脂肪肝，怎么办？是否再也离不开药罐子的生活？能彻底治愈吗？……专家将为您揭开脂肪肝的来龙去脉，介绍脂肪肝的病因、相关检查和治疗手段。书中内容科学、语言通俗、图文并茂，让您在轻松阅读之余，掌握脂肪肝的防治之道。

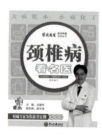

《颈椎病看名医》

主编简介：

王楚怀，中山大学附属第一医院康复科教授，博士研究生导师，中国康复医学会颈椎病专业委员会副主任委员。

内容简介：

颈椎病是日常生活中的常见病、多发病。其类型多样，表现百变。颈椎长骨刺＝颈椎病？得了颈椎病，最终都会瘫？反复落枕是何因？颈椎病为何易复发？颈椎病，如何选枕头？"米"字操当真的有用吗？……本书以通俗易懂的语言、图文并茂的形式，深入浅出地介绍了颈椎病的来龙去脉，让读者在轻松阅读之余，学会颈椎病的防治之法。